U0226594

医德医风培训教材

践行科学发展观
构建和谐医患关系

主　　编　陈小春

副 主 编　郭子华　李世奇

执行主编　冷舜安

编　　者　刘倍贝　杨　洁　张　安

　　　　　黄丽喜　管凯燕

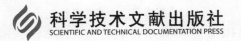

科学技术文献出版社
SCIENTIFIC AND TECHNICAL DOCUMENTATION PRESS

图书在版编目（CIP）数据

践行科学发展 构建和谐医患关系 / 陈小春主编.—北京：科学技术文献出版社，2013.8

ISBN 978-7-5023-8202-5

I.践… Ⅱ.①陈… Ⅲ.①医师—人间关系—研究—中国 Ⅳ.①R197.322

中国版本图书馆 CIP 数据核字（2013）第 188564 号

践行科学发展观　构建和谐医患关系

策划编辑:薛士滨 责任编辑:张宪安 责任校对:李乐德 责任出版:张志平

出　版　者	科学技术文献出版社
地　　　址	北京市复兴路 15 号（中央电视台西侧）/100038
编　务　部	（010）58882938,58882087(传真)
发　行　部	（010）58882868,58882866(传真)
邮　购　部	（010）58882873
网　　　址	http://www.stdp.com.cn
发　行　者	科学技术文献出版社发行　全国各地新华书店经销
印　刷　者	湖南雅嘉彩色印刷有限公司
版　　　印	2013 年 8 月第 1 版　2013 年 8 月第 1 次印刷
开　　　本	850×1168　32 开
字　　　数	135 千字
印　　　张	6
书　　　号	ISBN 978-7-5023-8202-5
定　　　价	29.8 元

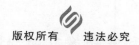

序

运用科学发展观,构建和谐医患关系,是我们卫生系统落实党中央、国务院提出的以人为本,构建和谐社会的重要举措。

近十多年来,随着社会经济的发展和社会主义市场经济体制的建立,医疗卫生领域如同现代社会其他领域一样,也在进行着一场巨大的变革,承受着体制转换所带来的种种无序与失衡,其主要表现之一就是医患关系日趋紧张,医患矛盾日益突出,医疗纠纷日益增多。"医闹"、"医院暴力事件"、"看病难、看病贵"、"吃回扣"、"妖魔化医生"等频频发生,使医患之间的关系逐步走向不和谐,甚至引发事端。

医患关系为什么会剑拔弩张、箭在弦上呢?究其原因,既有医患双方的原因,更有深层次的经济和社会根源。而医疗卫生单位,特别是医院作为直接面向人民群众的窗口行业,很容易成为社会矛盾的浪尖。尤其是医护人员身处"前沿阵地",往往代"体制"受过,成为被无辜伤害的对象。因此,只有加快推进医药卫生体制改革,加强医德医风和医疗技术建设,提高医疗和服务质量,早日实现"病者有其医",让人民群众得实惠,让医务人员受鼓舞,医患关系才能和谐,坚冰才能化作春水。

医疗机构和医务人员是化解不和谐因素、促进医患和谐的积极力量。对医务人员开展医德医风教育、开展构建和谐医患关系的知识培训,非常有必要。省卫生厅人事处、培训中心组织编写的《践行科学发展观,构建和谐医患关系》一书,运用科学发展观从多个视角,多个层面,从理论、问题和建设三个方面阐述了如何构建和谐医患关系,不乏有许多观点新颖,思想鲜明,笔法犀利,具有较强的针对性、指导性、实用性和可操作性,值得卫生行政人员、医院管理人员、医务人员阅读,可做为医务人员医德医风教育的培训教材。希望全省医疗机构和广大医务人员在科学发展观的指导下,积极投身医改,做构建和谐医患关系的推动者,为构建和谐社会贡献自己的力量。

我们还要清醒地看到,要达到医患关系的和谐,不是单靠医方就可以实现,还需要社会各方面的配合与支持,只有政府、医方、患方、媒体等全社会的共同参与,共同托起健康和生命的希望,才能优化医疗秩序,构建良好的执医环境,医患关系才会有和谐的美好明天!

湖南省卫生厅党组书记
2013 年 7 月 6 日

前　言

党中央、国务院在"关于深化医药卫生体制改革的意见"中明确要求："构建健康和谐的医患关系，加强医德医风建设，重视医务人员人文素养培养和职业素质教育，大力弘扬救死扶伤精神。"2012年7月，卫生部颁布的《医疗机构从业人员行为规范》提出了以人为本、医患和谐、尊重患者知情同意权及加强与患者沟通的行为规范。为此，我厅人事处和培训中心，组织编写了《践行科学发展观，构建和谐医患关系》一书，作为对全省医务人员开展医德医风教育的培训教材。

全书分为理论篇、问题篇和建设篇三个部分。理论篇比较详细地阐述了科学发展观形成的社会历史条件，科学发展观的理论体系和主要内容，科学发展观的历史地位和指导意义，科学发展观与构建和谐医患关系的关系。问题篇比较深刻地剖析了制约当代中国医患关系和谐发展的各方面因素，主要有制度因素、医方因素和患方因素。建设篇以科学发展观为指导，结合当前医患关系中存在的现实问题，从医疗卫生制度、医院管理、加强医疗队伍建设、提高患者群体素质、发挥社会各方作用等五个方面探讨了构建和谐医患关系的对策与措施。

本书具有三个特点。一是主题鲜明，逻辑性强。全书围绕构建和谐医患关系这样一个中心主题，阐释了构建和谐医患关系的理论基础和指导思想，剖析了构建和谐医患关系的现实困境，并且从制度、机制、管理、队伍建设和外部环境等各个方面提出了构建和谐医患关系的具体建议。主旨鲜明、思路清晰、层层推进。二是视野开阔,案例分析高屋建瓴。本书在剖析制约和谐医患关系构建的因素时采用案例分析法,列举了一些重大的医疗事故和纠纷,真实地体现医患不和谐的问题。通过对各案例抽丝剥茧的分析,揭示构建和谐医患关系难的症结所在。站在深化医疗体制改革、构建和谐医患关系的高度来看待现实问题,从而避免了一叶障目不见泰山的情况。三是论证全面,视角新颖。本书从五个方面对构建和谐的医患关系给出对策与建议,举措定位得当,全面而又系统,具有实用性、可行性和可操作性。

医患之间,和则两利,伤则两害。医患双方注定是要紧密联系在一起,互利互进,共同托起健康和生命的希望。尽管现阶段我国还存在医患不和谐的现象,个别事件仍然比较严重;但是,随着新医改的不断推进,在党中央的正确领导下,在科学发展观的指引下,在全社会的积极参与和共同努力下,我们相信医患之间的关系将会更加和谐,医患之间必将谱写出更加动人的和谐篇章,闪耀出更加亮丽的人性光辉,成为中国社会和谐进步的标识。

构建和谐医患关系是一项长期的任务,我们要坚持常抓不懈,做构建和谐医患关系的推动者,探索出具有中国特色的医患关系和谐发展之路,让人民群众看到实实在在的效果,为社会主义和谐社会的建设贡献更大的力量。

湖南省卫生厅党组副书记、副厅长
2013 年 7 月 6 日

目　录

理论篇

问题篇

建设篇

理 论 篇

第一章　科学发展观

　　党的十六大以来，以胡锦涛为总书记的党中央高举中国特色社会主义伟大旗帜，坚持以邓小平理论和"三个代表"重要思想为指导，准确把握当今世界发展趋势，根据新世纪新阶段我国发展阶段性特征，总结我国改革开放和社会主义现代化建设的成功经验，从党和国家事业全局出发，围绕坚持和发展中国特色社会主义提出一系列紧密相连、相互贯通的新思想、新观点、新论断，形成了科学发展观。科学发展观是马克思主义同当代中国实际和时代特征相结合的产物，是马克思主义关于发展的世界观和方法论的集中体现，对新形势下实现什么样的发展、怎样发展等重大问题作出了新的科学回答，把我们对中国特色社会主义建设规律的认识提高到新的水平，开辟了当代中国马克思主义发展新境界，开创了中国特色社会主义事业新局面。党的十八大站在历史和时代的高度，着眼中国特色社会主义事业长远发展，顺应全党全国人民的共同意愿，把科学发展观同马克思列宁主义、毛泽东思想、邓小平理论、"三个代表"重要思想一道，确立为党必须长期坚持的指导思想并写入党章，实现了党的指导思想的又一次与时俱进。科学发展观是中国特色社会主义理论体系最新成果，是中国共产党集体智慧的结晶，是指导党和国家全部工作的强大思想武器，是党必须长期坚持的指导思想。

第一节　科学发展观的理论体系和主要内容

一、科学发展观的理论体系

科学发展观最鲜明的精神实质就是解放思想,实事求是,与时俱进,求真务实。它紧紧围绕坚持和发展中国特色社会主义这个主题,进一步回答了什么是社会主义、怎样建设社会主义和建设什么样的党、怎样建设党的问题,创造性地回答了新形势下实现什么样的发展、怎样发展这个基本问题,深刻揭示了当代中国社会发展的客观规律,把握了当代中国社会发展的必然趋势,在当代中国社会的发展道路、发展模式、发展战略、发展内涵、发展观念、发展思路、发展动力和发展目标等问题上,提出了一系列紧密相连、相互贯通的新思想、新观点、新论断,比较系统地回答了在中国这样一个十几亿人口的发展中大国如何坚定不移沿着中国特色社会主义道路前进、全面建成小康社会的一系列重大问题, 是被当代中国改革开放和社会主义现代化建设的成功实践证明了的科学理论。

科学发展观作为一个完整的理论体系, 涵盖了中国特色社会主义经济建设、政治建设、文化建设、社会建设、生态文明建设和党的建设等各个领域,涉及改革发展稳定、内政外交国防、治党治国治军等各个方面。其中包括坚持以人为本、全面协调可持续发展的思想,实现经济社会科学发展的思想,构建社会主义和谐社会的思想,推进党的先进性建设和执政能力建设的思想,建设社会主义新农村的思想,建设创新型国家的思想,建设社会主义核心价值体系的思想,加快生态文明建设的思想,保障和改善民生的思想,促进社会公平的思想,建设和谐世界的思想,等等。这些重大战略思想涉及不同领域,它们相互联结,共同构成了一个崭新的理论体系。

二、科学发展观的主要内容

科学发展观,第一要义是发展,核心是以人为本,基本要求是全面协调可持续,根本方法是统筹兼顾。

(一)科学发展观的第一要义是发展

发展是当代中国的主题,是解决中国一切问题的"总钥匙"。改革开放 30 多年来,我们创造了发展的"中国奇迹",但我国仍处于并将长期处于社会主义初级阶段的基本国情没有变,人民日益增长的物质文化需要同落后的社会生产之间的矛盾这一社会主要矛盾没有变,我国是世界最大发展中国家的国际地位没有变。因此,发展,对于全面建成小康社会、加快推进社会主义现代化,仍然具有决定性意义。要以科学发展为主题,以加快转变经济发展方式为主线,牢牢扭住经济建设这个中心,坚持聚精会神搞建设、一心一意谋发展,深入实施科教兴国战略、人才强国战略、可持续发展战略,不断解放和发展社会生产力,为坚持和发展中国特色社会主义打下牢固基础。

发展是党执政兴国的第一要务。把发展作为执政兴国的第一要务是由中国共产党的执政地位所决定的,是对执政规律认识的深化,也是党实现其所承担的历史责任的需要。只有紧紧抓住发展这个执政兴国的第一要务,党才能实现自己在新世纪新阶段的历史使命,承担起全面建成小康社会的宏伟目标这一历史责任。坚持以发展的办法解决前进中的问题,是实行改革开放以来我们党的一条主要经验。历史和现实都表明,无论国际国内形势如何变化,无论遇到什么样的困难,只要正确坚持和贯彻发展的思想,我们党就能够从容应对挑战,克服困难,不断前进。

中国解决所有问题的关键,要靠自己的发展。从国内来看,解决在发展中遇到的就业问题、人口问题、教育问题、贫困问题、需求不足问题、"三农"问题等等,要靠发展;实现全面建成小康社会的宏伟目标,进一步提高人民的物质文化生活水平,要靠发展;增强综合国力,实现社会主义现代化和中华民族的伟大复兴,要靠发展;坚持"一国两制",实现祖国的完全统一,要靠发展。从国际上看,维护世界和平,反对霸权主义,提高中国的国际地位,同样离不开发展。中国的发展已经成为世界经济发展的重要推动力量。从这个方面看,中国的发展具有全球性的战略价值。

　　发展,首要的是经济发展。我国社会主义发展的现实清晰地表明,发展是一个复杂的系统,是经济发展与政治、文化、社会、生态各个领域的发展紧密互动的系统,是经济建设与人口、资源、环境相互协调的系统。在这个系统中,必须以经济建设为中心,离开了这个中心,整个社会的全面发展就有丧失物质基础的危险;牢牢抓住经济建设这个中心,大力发展社会主义生产力,我国各种体制改革的深化和现代化建设的发展,就有了先决条件。把发展生产力作为社会主义的根本任务,符合马克思主义基本原理,是巩固和发展社会主义制度的必然要求。特别是在我国这样经济文化比较落后的条件下建设社会主义,更要把发展生产力作为根本的首要的任务。把发展生产力作为社会主义的根本任务,必须牢牢扭住经济建设这个中心。国家的昌盛,人民的富裕,归根到底要有强大的经济实力;综合国力的竞争,归根到底是经济实力的竞争。因此,党和国家的各项工作必须服从和服务于经济建设这个中心,而不能偏离这个中心,更不能干扰这个中心。我们必须坚持以经济建设为中心,立足中国现实,顺应潮流,不断开拓促进先进生产力发展的新途径;我们必须坚持和深化改革,冲破一切妨碍发展的思想观念,革除一切影响发展的体制弊端;我们必须相信和依靠人民,集中全国人民的智慧和力量,聚精会神搞建设,一心一意谋发展。我们只有坚持以经济建设为中心,不断解放和发展生产力,才能为社会全面进步和人的全面发展奠定坚实的物质基础。

(二)科学发展观的核心是以人为本

简言之,以人为本,就是以最广大人民及其根本利益为本。全心全意为人民服务是党的根本宗旨,党的一切奋斗和工作都是为了造福人民。以人为本、执政为民是我们党的根本宗旨和执政理念的集中体现,是检验党一切执政活动的最高标准。要始终把实现好、维护好、发展好最广大人民根本利益作为党和国家一切工作的出发点和落脚点,坚持人民主体地位,尊重人民首创精神,保证人民当家作主,最广泛地动员和组织人民依法管理国家事务和社会事务、管理经济和文化事业、积极投身社会主义现代化建设。要切实保障人民各项权益,坚持维护社会公平正义,坚持走共同富裕道路,保证人民平等参与、平等发展权利,把保障和改善民生放在更加突出的位置,解决好人民最关心最直接最现实的利益问题,使发展成果更多更公平惠及全体人民,在学有所教、劳有所得、病有所医、老有所养、住有所居上持续取得新进展,在实现发展成果由人民共享、促进人的全面发展上不断取得新成效。坚持以人为本,就要始终把实现好、维护好、发展好最广大人民的根本利益作为党和国家的一切工作的出发点和落脚点,尊重人民主体地位,发挥人民首创精神,保障人民各项权益,走共同富裕道路,促进人的全面发展,做到发展为了人民、发展依靠人民、发展成果由人民共享。

科学发展观崇尚人的价值,将人作为经济社会发展的根本目的,把实现最广大人民的根本利益作为一切工作的出发点和落脚点。科学发展观重视人的作用,将人作为经济社会发展的核心动力,不仅是对马克思主义关于人的学说的运用和发展,是对中国古代民本思想的继承和弘扬，是对西方人本主义思想传统的汲取和借鉴，而且集中体现了我们党全心全意为人民服务的根本宗旨，集中体现了社会主义本质，集中反映了个人、集体、社会和国家之间的辩证关系。

把以人为本作为科学发展观的核心，集中体现了我们党的根本宗旨，体现了立党为公、执政为民的本质要求。中国共产党作为以马克思主义为指导的工人阶级政党，作为中国工人阶级的先锋队以及中国人民和中华民族的先锋队，以实现共产主义为最高理想，以全心全意为人民服务为根本宗旨。全心全意为人民服务，立党为公、执政为民，是党的先进性质和根本宗旨的集中概括，是我们党同一切剥削阶级政党的根本区别。党除了最广大人民的根本利益，没有自己的特殊利益；党的全部任务和责任，就是为了人民的利益而奋斗；党的全部工作的出发点和落脚点，就是不断实现好、维护好、发展好最广大人民的根本利益。坚持人民利益高于一切，坚持立党为公、执政为民，始终做到权为民所用、情为民所系、利为民所谋，是中国共产党人坚定信守、不懈追求、努力实践的根本价值准则。坚持立党为公、执政为民，就要坚持以人为本，尊重人民群众推动历史前进、创造社会财富的实践主体地位和实现自身利益、享有发展成果的价值主体地位，始终把体现人民意志、反映人民愿望、实现人民利益作为一切工作的出发点和归宿，始终把依靠人民群众的智慧和力量作为推进事业发展的根本工作路线。新世纪新阶段，我们党从人民群众的根本利益出发谋发展、促发展，以正确的理论、路线、方针、政策为导引，以贯穿着人民民主、公平正义精神的法律、制度、体制为保障，充分发挥人民群众的积极性、主动性和创造性，促进经济、政治、文化、社会和生态文明的全面协调可持续发展，并在经济社会不断发展进步的基础上，使人民群众不断获得切实的利益。我们党提出要坚持以人为本，促进经济社会与人的全面发展，一方面，把人作为经济社会发展的根本目的，把人民利益作为谋发展、促发展的出发点和落脚点以及衡量一切工作的根本标准；另一方面，把人民群众作为发展的根本动力，充分相信和紧紧依靠人民群众，调动广大人民群众参与发展的积极性、主动性和创造性。因此，把以人为本作为科学发展观的核心，坚持了马克思主义的群众观点和群众路线，体现了马克思主义的核心价值观，是党的全心全意为人民服务根本宗旨的集中体现，体现了立党为公、执政为民的本质要求。

把以人为本作为科学发展观的核心，鲜明回答了我们党为谁发展和靠谁发展，揭示了发展的价值取向和动力源泉。谁是发展的实践主体和价值主体？发展为了谁、发展依靠谁、发展成果由谁享有？这是在谋发展、促发展的过程中必须解决好的重大方向性问题。能否解决好这些问题，关系到能否坚持马克思主义的基本立场与发展的正确方向、能否实现维护发展最广大人民的根本利益、能否使发展与改革始终得到最广大人民的衷心拥护和坚定支持。我们必须始终坚持一切为了群众，一切依靠群众，不断实现好、维护好、发展好最广大人民的根本利益。实现好、维护好、发展好最广大人民的根本利益，始终是我们党全部奋斗的最高目的，始终是我们党观察和处理问题的根本原则。充分相信群众，紧紧依靠群众，保持同人民群众的血肉联系，始终是我们党立于不败之地的力量源泉，始终是我们党和国家事业发展的最具有决定性的因素。人民是创造历史的根本动力。中国最广大人民群众是建设中国特色社会主义事业的主体，是先进生产力和先进文化的创造者，是社会主义物质文明、政治文明、精神文明和生态文明协调发展的推动者。我们必须最充分地调动人民群众的积极性、主动性和创造性，最大限度地集中全社会全民族的智慧和力量,最广泛地动员和组织亿万群众投身中国特色社会主义伟大事业。

(三)科学发展观的基本要求是全面协调可持续发展

科学发展观所追求的发展,不是片面的发展、不计代价的发展、竭泽而渔式的发展,而是全面协调可持续发展,是又好又快发展。全面,是指各个方面都要发展,要注重发展的整体性;协调,是指各个方面的发展要相互适应,要注重发展的均衡性;可持续,是指发展进程要有持久性、连续性,要注重当前发展和长远发展的结合。要按照中国特色社会主义事业五位一体总体布局要求,全面推进经济建设、政治建设、文化建设、社会建设、生态文明建设,促进现代化建设各方面相协调,促进生产关系与生产力、上层建筑与经济基础相协调,促进速度和结构质量效益相统一、经济发展与人口资源环境相协调,不断开拓生产发展、生活富裕、生态良好的文明发展道路。

全面协调可持续发展是理论和实践的要求。

从理论上看,全面协调可持续发展体现了唯物辩证法的根本要求。联系和发展是唯物辩证法的两个基本原则。联系是事物之间和事物内部诸要素之间的相互影响、相互作用、相互制约。联系是普遍的,世界上的任何事物都和周围的其他事物相互联系;联系是客观的,它不依人的主观意志为转移,我们既不能否定事物固有的联系,也不能主观臆造事物的联系;联系是多种多样的,其中有内部的、本质的、必然的联系,也有外部的、非本质的、偶然的联系。前者决定着事物的基本性质和发展趋势,后者则对事物的发展起促进或延缓作用。坚持联系的普遍性、客观性和多样性,就是要全面地、客观地、深刻地认识事物的联系,特别是要抓住事物的本质的、必然的和内部的联系,把握事物的本质、规律和发展趋势。任何事物的发展必然与其他事物相互联系、相互制约,只有协调好各方面的关系,才能实现健康发展;否则,只能是畸形的发展。经济社会各要素之间是彼此联系的统一体,人类社会的发展是人与人、人与社会、人与自然,以及社会各个要素相互影响的关系。发展是指社会内部的各领域或者矛盾着的各要素相互支持、相互补充、相互转化、相互促进、共同发展而形成的有序、和谐状态和充满生机的过程。当这些社会要素能够在统一体内相互支持、协调运作、良性转化时,社会就处于健康、富有生机和活力的状态中。如果这种和谐与依赖的关系被打破,内部冲突和纷争不断,甚至引发极端性的对抗,则将陷入危机和灾难之中。

从实践上看,全面协调可持续发展是社会发展的内在要求。任何事物都是作为系统而存在和发展的,其内部的各种要素相互联系和相互作用,组成了一个有层次性结构、有整体功能的稳定的统一体。这个系统又与其他同层级的系统相互作用,组成更大的系统,并与周围环境不断进行物质、能量和信息的变换。人类社会是以有生命的个人的存在为前提、以人与自然的交往关系即改造自然的物质生产活动为基础的人与人的交往的产物。在人与人的交往关系中,包括经济交往、政治交往、文化交往和社会交往等活动。人类社会不仅表现为各种社会形态一次更替的历时状态,而且表现为各个民族、国家并存的共时状态,各个民族、国家又相互作用而构成整个人类世界这样一个大系统。由于人与自然的交往关系是人的全部社会关系的基础和社会得以存在发展的先决条件,因而人类社会又与自然构成更大的系统,即生态系统,并与自然界不断进行物质、能量和信息的变换。人类社会是由经济、政治、文化、社会以及人口、资源、环境等诸多要素构成的有机系统,人类社会的发展是经济、政治、文化、社会并进互动的过程。第一,社会构成的系统性是由人类需要和利益的全面性决定的。人的需要和利益是一个分层次系统,包括物质需要和利益、精神文化需要和利益、社会(政治)需要和利益、生态需要和利益等四个方面。围绕着满足人的需要、实现人的目的,就形成了经济活动、政治活动、文化活动和生态活动等四种基本的人类活动,而这四种活动的发展结果便形成了社会的经济层次、政治层次、文化层次和生态层次。这样,作为一个系统中的要素的经济、政治、文化和生态的相互依存、相互联系、相互作用和相互转化的过程,便形成了社会发展的过程。第二,社会构成的系统性是由社会基本矛盾的整体性决定的。在社会基本矛盾中,生产力和生产关系之间、经济基础和上层建筑之间的相互依存、相互联系、相互作用和相互转化的关系是不可分割的。它们之间存在着的既相互适应又相互矛盾的情况,便形成了社会发展的过程。第三,社会的系统性表现为社会的经济、政治、文化和生态的全面发展。社会系统中每一个要素的属性和性质、结构和功能、地位和作用,是在与其他要素结成的整体中获得的,脱离了整体的部分难以维持自己的独立存在;每一要素的发展变化都会带动其他要素的发展变化,每一要素的发展变化又必须以其他要素的相应变化为条件,某些要素发展的滞后必然制约其他要素的发展。不同要素之间存在着相互作用。每一个有机整体都是这样。因此,人类社会有机体中的经济、政治、文化和生态领域必须相互促进、全面协调可持续发展。

(四)科学发展观的根本方法是统筹兼顾

统筹兼顾是我们党在建设社会主义长期实践中形成的重要历史经验,是我们处理各方面矛盾和问题必须坚持的重大战略方针。统筹兼顾,就是要总揽全局、兼顾各方,统筹谋划、综合平衡,把立足当前和着眼长远相结合,把全面推进和重点突破相结合。要切实掌握和运用这一科学思想方法和工作方法,坚持一切从实际出发，正确认识和妥善处理中国特色社会主义事业中的重大关系，统筹改革发展稳定、内政外交国防、治党治国治军各方面工作，统筹城乡发展、区域发展、经济社会发展、人与自然和谐发展、国内发展和对外开放，统筹各方面利益关系，充分调动各方面积极性，努力形成全体人民各尽所能、各得其所而又和谐相处的局面。

第二节　科学发展观的历史地位和指导意义

党的十八大报告指出，科学发展观是马克思主义关于发展的世界观和方法论的集中体现，对新形势下实现什么样的发展、怎样发展等重大问题作出了新的科学回答，把我们对中国特色社会主义规律的认识提高到新的水平，开辟了当代中国马克思主义发展新境界。科学发展观是中国特色社会主义理论体系最新成果，是中国共产党集体智慧的结晶，是指导党和国家全部工作的强大思想武器。科学发展观同马克思列宁主义、毛泽东思想、邓小平理论、"三个代表"重要思想一道，是党必须长期坚持的指导思想。

一、科学发展观是马克思主义关于发展的世界观和方法论的集中体现

世界观是人们对世界的总体看法和根本观点，方法论是人们认识和改造世界所遵循的根本方法。世界观和方法论体现在发展问题上就是发展观。发展观是关于发展的本质、目的、内涵和要求的总体看法和根本观点，决定了经济社会发展的总体战略和基本模式，对经济社会发展实践具有根本性和全局性的重大影响。科学发展观强调坚持以经济建设为中心，把发展生产力

作为首要任务,把经济发展作为一切发展的前提,体现了历史唯物主义关于生产力发展是人类社会发展的基础的观点。科学发展观坚持以人为本,把人民群众作为推动发展的主体和基本力量,从最广大人民的根本利益出发谋发展、促发展,体现了历史唯物主义关于人民是历史发展主体的观点和共产党人全心全意为人民服务的宗旨。科学发展观坚持全面发展和协调发展,强调全面推进经济建设、政治建设、文化建设、社会建设和生态文明建设,体现了唯物辩证法关于事物之间相互联系、辩证统一的基本原理。科学发展观坚持可持续发展,强调要实现经济发展与人口、资源、环境相协调,保证一代接一代地永续发展,体现了辩证唯物主义关于人与自然关系的思想和社会主义在消除资本主义弊端方面的优越性。科学发展观关于提高自主创新能力、提高开放型经济水平、加快完善社会主义市场经济体制、加快转变经济发展方式,形成有利于科学发展的宏观调控体系等观点,深化了对社会主义市场经济规律的认识。科学发展观以社会主义建设实践为基础,以研究经济社会又好又快发展为主题,以揭示社会主义发展本质规律为目的,深化了社会主义建设规律和共产党执政规律的认识,推进了科学社会主义的理论发展。科学发展观坚持把社会主义物质文明、政治文明、精神文明、和谐社会和生态文明建设以及人的全面发展看成联系的整体,把人类社会的发展看成生产力和生产关系、经济基础和上层建筑相互适应,社会生产各个部类、各个领域、各个方面相互协调,人与人、人与社会、当代与后代相互联系、相互促进的过程,全面体现并进一步丰富和深化了马克思主义对发展问题的认识,是对马克思主义的唯物论、辩证法、认识论和历史观等基本原理的创造性运用和发展。

二、科学发展观把我们对中国特色社会主义规律的认识提高到新的水平

发展是党执政兴国的第一要务，中国特色社会主义是靠发展来巩固、在发展中推进的。进入新世纪新阶段，我国经济社会发展呈现出一系列新的阶段性特征，进入了发展关键期、改革攻坚期、矛盾凸显期。我们具备非常有利的发展条件，同时发展中不平衡、不协调、不可持续问题比较突出，长期积累的深层次矛盾日益显露，制约发展的体制机制障碍增多，发展方式粗放、发展效益不高、发展代价过大，传统的经济增长模式难以为继。在这样的情况下，如何解决好发展中的突出矛盾和问题，保持我国发展的良好势头，成为一项重大而紧迫的课题。科学发展观紧紧围绕实现什么样的发展、怎样发展的问题，作出一系列新的理论概括，提出坚持以人为本，实现全面、协调、可持续发展；提出构建社会主义和谐社会，加快推进生态文明建设，全面落实中国特色社会主义事业总体布局；提出建设社会主义核心价值体系，建设社会主义文化强国；提出建设社会主义新农村，建设创新型国家；提出坚持走和平发展道路，推动建设和谐世界；提出坚持统筹兼顾，正确认识和妥善处理中国特色社会主义事业中的重大关系；提出加强党的执政能力建设、先进性和纯洁性建设等重大战略思想。这些重大战略思想，准确把握我国发展的阶段性特征，科学总结实践新创造，深入回答时代新课题，继承和发展了马克思主义关于发展的基本观点，集中体现了我们党在发展中国特色社会主义一系列重大问题上取得的新成果，使我们对共产党执政规律、社会主义建设规律、人类社会发展规律的认识达到新高度，把中国特色社会主义理论体系推进到新境界。

三、科学发展观是中国特色社会主义理论体系最新成果

科学发展观是以马克思列宁主义、毛泽东思想、邓小平理论、"三个代表"重要思想为指导,立足社会主义初级阶段基本国情,总结我国发展实践,借鉴国外发展经验,适应新的发展要求提出来的,既坚持了马克思主义基本原理,又根据新的实践和时代发展推进了马克思主义中国化。科学发展观和邓小平理论、"三个代表"重要思想,是中国特色社会主义理论体系三个紧密联系的有机组成部分,是既一脉相承又与时俱进的统一的科学体系。一脉相承,主要体现在它们面对着共同的时代课题,面临着共同的历史任务,都贯穿了中国特色社会主义这个主题,都坚持辩证唯物主义和历史唯物主义的世界观方法论,都坚持党的最高纲领和最低纲领的统一,都坚持代表最广大人民根本利益,在理论主题、思想基础、政治理想、根本立场上一以贯之。与时俱进,主要体现在科学发展观用一系列具有鲜明时代特点的新思想、新观点、新论断,对坚持和发展中国特色社会主义作出了历史性的贡献,是对邓小平理论、"三个代表"重要思想的创造性发展,是中国特色社会主义理论体系的重要创新成果,赋予当代中国马克思主义勃勃生机,开辟了当代中国马克思主义发展新境界。

四、科学发展观是指导党和国家全部工作的强大思想武器

科学发展观的形成和发展,是一个理论创新和实践创新、理论发展和实践发展紧密结合、相互促进的过程。党的十六大以来,我们党深入贯彻落实科学发展观,制定一系列战略部署,实施一系列重大举措,全面推进经济建设、政治建设、文化建设、社会建设、生态文明建设,为全面建成小康社会打下坚实基础。党

的十六大以来,我国社会生产力、经济实力、科技实力迈上一个大台阶,人民生活水平、居民收入水平、社会保障水平迈上一个大台阶,综合国力、国际竞争力、国际影响力迈上一个大台阶。我们有效应对国际金融危机的严重冲击,成功举办北京奥运会、残奥会和上海世博会,战胜突如其来的非典疫情,夺取抗击汶川特大地震等严重自然灾害和灾后恢复重建重大胜利,妥善处置一系列重大突发事件,巩固和发展了改革开放和社会主义现代化建设大局,彰显了中国特色社会主义的巨大优越性和强大生命力,增强了中国人民和中华民族的自豪感和凝聚力。实践充分证明,科学发展观是指导全面建设小康社会、发展中国特色社会主义的正确理论,是我们经受考验、化危为机、赢得主动的精神支柱,是指导党和国家全部工作的强大思想武器。

五、科学发展观是党必须长期坚持的指导思想

科学发展观用一系列紧密联系、相互贯通的新思想、新观点和新论断,进一步回答了"什么是社会主义、怎样建设社会主义"和"建设什么样的党、怎样建设党"的问题,创造性地回答了"什么是发展、怎样发展"的问题,鲜明地体现了党的基本理论和路线方针政策的规律性与目的性的统一。科学发展观从当代中国与世界的现实出发,把对我国经济社会发展规律的探索建立在马克思主义关于人类社会发展规律、社会主义建设规律和共产党执政规律的科学原理的基础上,进一步深化了我们党对三大规律的认识。科学发展观坚持尊重社会发展规律与尊重人民历史主体地位的一致性,坚持为崇高理想奋斗与为最广大人民谋利益的一致性,坚持完成党的各项任务与实现人民利益的一致性,坚持保障人民利益与促进人的全面发展的一致性,鲜明地体现了党的性质和宗旨,彰显了立党为公、执政为民的政治本色。

科学发展观是被实践证明的科学理论。在科学发展观的指

引下,我国经济社会发展取得了辉煌成就,改革开放和社会主义
现代化建设跃上了新台阶,国家面貌发生新的历史变化。中国特
色社会主义建设的实践充分证明,科学发展观是反映时代特征
和实践要求、符合中国实际的发展理论,是我们党在中国特色社
会主义道路上必须长期坚持的指导思想。当代中国正坚定不移
沿着中国特色社会主义道路前进。前进征途中仍会遇到一系列
挑战和困难。我们只有把科学发展观作为根本指导思想,才能全
面建成小康社会,不断开拓中国特色社会主义更为广阔的发展
前景,实现中华民族的伟大复兴。

第三节　科学发展观与构建和谐医患关系

医患关系是与患者在医疗实践过程中产生的特定医治关
系,是医疗过程中最重要的人际关系,也是社会关系在医疗领域
中的集中反映。医患关系有广义和狭义之分。广义的医患关系是
指以医生为中心的群体(包括医生、护士、医技人员、医院行政管
理人员、后勤保障人员)与以病人为中心的群体(包括病人、病人
亲属、朋友、病人单位人员)在医疗活动过程中,建立起来的相互
关系;狭义的医患关系是特指医护人员(医生、护士)与病人(患
者)的相互关系。和谐医患关系是指在医疗活动过程中,医患双
方相互尊重、相互信任、相互理解、相互关心、平等相处的良好的
人际关系。近年来,由于各种原因,特别是由于我国经济持续快
速发展,人民群众的健康需求及其对医疗卫生服务质量的要求
日益提高,现有的卫生资源和服务内容难以满足人民群众的健
康需求,"看病难、看病贵"成为人民群众对医疗卫生工作反映最
强烈的问题,医患关系日趋紧张,医患矛盾急剧攀升,甚至出现
了比较严重的医患冲突,这不仅影响到医患双方的身心健康,而

且影响到社会的和谐稳定和持续发展。新形势下,构建和谐医患关系对于构建社会主义和谐社会和全面建成小康社会具有重大的现实意义。

一、构建和谐医患关系,必须坚持以科学发展观为指导

实践昭示我们,科学发展观不仅是指导经济建设的理论,而且是指导各方面建设的理论;不仅是指导发展的理论,而且是指导党和国家全部工作的理论;不仅是指导实践推动工作的有力武器,而且是帮助人们认识和把握社会发展规律的世界观方法论。因此,科学发展观同样是指导构建和谐医患关系的理论,构建和谐医患关系,必须坚持以科学发展观为指导。

科学发展观为构建和谐医患关系确立了根本手段。发展是科学发展观的第一要义。在整个社会主义初级阶段,我国社会的主要矛盾始终是人民日益增长的物质文化需要同落后的社会生产之间的矛盾。这就决定了必须以经济建设为中心,解放和发展生产力,不断增强综合国力;必须聚精会神搞建设,一心一意谋发展,把发展作为党执政兴国的第一要务。构建和谐医患关系,需要经济基础的支撑。只有经济的充分发展,才能为构建和谐医患关系提供雄厚的物质基础,才能满足人民群众日益增长的医疗服务需要,把人民群众的利益实现好、维护好、发展好。在构建和谐医患关系的进程中,必须把发展放在首位。提高医疗技术水平,改善医疗环境,需要发展;提高医护人员专业技能水平和职业道德水平,需要发展;普及患方基本医疗常识和法律意识,需要发展;提高患方文化素养和沟通能力,需要发展;政府加大对医疗卫生的投入,建设覆盖城乡居民的公共卫生服务体系、医疗服务体系、医疗保障体系、药品供应保障体系,需要发展,等等。实践证明,医患关系中出现的所有问题,只有通过发展的办法才

能得到根本的解决,发展是构建和谐医患关系的关键。科学发展观突出强调发展的重要性, 这正是构建和谐医患关系必须运用的根本手段。

科学发展观为构建和谐医患关系确立了价值取向。以人为本是科学发展观的核心,它解决了发展依靠谁、为了谁的问题。历史唯物主义强调人民群众在历史进程和社会发展中的伟大作用,发展必须依靠人民,充分发挥人民群众的主体性、能动性、创造性。同时,发展的目的是为了人,必须反映和代表人民群众的根本利益,不断满足人民群众日益增长的物质文化需要,努力实现人的全面发展,切实保障人民群众的经济、政治和文化权益,让发展的成果惠及全体人民。坚持以人为本就是要以促进人的自由全面发展为目的。科学发展观体现了依靠人民谋发展和发展成果为人民的辩证统一。构建和谐医患关系既是为了医患双方,同时也要依靠医患双方。医患双方不仅是和谐医患关系的推动者,更是和谐医患关系的受益者。离开了科学发展观所坚持的以人为本的价值取向,构建和谐医患关系就失去了目标、方向和力量源泉。只有坚持以人为本,才能使医患双方相互尊重、相互信任、相互理解、相互关心、和谐相处;只有坚持以人为本,才能使医患双方的尊严都得到维护、权利都得到保护、价值都得到提升。

科学发展观为构建和谐医患关系确立了基本要求。科学发展观突破了过去把发展简单地理解为经济增长的局限,强调发展是全面协调可持续的发展。全面协调可持续发展作为科学发展观的基本要求,是一个相互联系的整体。只有坚持全面协调可持续的发展,才能在经济实力增长、综合国力提升的基础上,实现社会全面进步和人的全面发展,才能更好地维护社会公平,激发社会活力,化解社会矛盾,保障社会稳定,发展社会事业,加强社会建设，实现社会和谐。这也是构建和谐医患关系的必然要求。因此，全面协调可持续发展，也是构建和谐医患关系的基本要求。和谐医患关系的出现，则是坚持全面协调可持续发展的必然结果。只有坚持发展的全面性，才能从经济、政治、文化、社会和生态文明等各个方面为构建和谐医患关系提供物质基础、政治保障、文化支持、智力支持、精神支撑、思想保证以及良好的环境；只有坚持发展的协调性，才能最大限度地减少医患矛盾、医患冲突，为构建和谐医患关系提供良好的氛围；只有坚持发展的可持续性，才能保证发展过程的持久性和连续性，实现发展与人口、资源、生态环境的适应性和循环性，才能使和谐的医患关系得到持续发展。

科学发展观为构建和谐医患关系确立了根本方法。统筹兼顾是科学发展观的根本方法，也是构建和谐医患关系的根本方法。构建和谐医患关系是一项复杂的社会系统工程，涉及到政府在医疗卫生方面的法律法规及其对医疗卫生的投入、社会的监督机制；涉及到个人的基本医疗保险和商业医疗保险；涉及到医疗卫生工作内部和外部的环境；涉及到医患双方的权益和尊严；涉及到医疗保障、医疗服务、公共卫生、药品供应的体制机制，等等。这要求我们自觉地运用联系的观点做好各项工作，增强系统性，使和谐医患关系整体配套工程建设的各个方面、各个环节得以协调一致地运转。构建和谐医患关系又是一个动态的历史过程，它必须随着中国特色社会主义建设实践的发展而得到不断发展，这要求我们自觉地运用发展的观点切实增强工作的前瞻性、预见性，坚持用改革创新的精神不断开创和谐医患关系的新局面。

二、构建和谐医患关系,必须深入贯彻落实科学发展观

医患关系实质上是一种社会关系。医疗卫生工作与人民的健康和生命安全息息相关,人民群众往往通过医疗卫生服务看社会发展的成果,看党风廉政建设的成效,看社会公平与和谐的进步程度。和谐医患关系是和谐社会关系在医疗行业最重要的反映,构建和谐医患关系是构建社会主义和谐社会和全面建成小康社会的重要内容。科学发展观为构建和谐医患关系提供了强大的理论武器,我们在构建和谐医患关系的实践中,必须以更加坚定的决心、更加有力的举措、更加完善的制度来贯彻落实科学发展观,真正把科学发展观转化为推动医患关系和谐发展的强大力量。

构建和谐医患关系,必须不断增强贯彻落实科学发展观的自觉性和坚定性。思想自觉是行动自觉的前提。构建和谐医患关系,深入贯彻落实科学发展观,首先要解决好思想认识问题。我们要认真学习科学发展观,进一步提高对坚持党的指导思想的决定性作用的认识,提高对实现党的指导思想与时俱进重大意义的认识,提高对科学发展观的历史地位和理论贡献的认识,确立对科学发展观的高度政治和思想认同。我们要坚持不懈用中国特色社会主义理论体系特别是科学发展观武装医疗卫生工作人员,引导他们深刻领会科学发展观同马克思列宁主义、毛泽东思想、邓小平理论、"三个代表"重要思想一脉相承而又与时俱进的内在关系,深刻领会科学发展观的时代背景、实践基础、科学内涵、精神实质和实践要求,深刻领会贯穿其中的马克思主义立场观点方法。我们要紧密结合党的十六大以来我们党实践和理论探索的历程,认真学习党的十六大以来中央一系列重要文献,

学习党和国家一系列重大方针政策和战略部署，既从总体上掌握科学发展观的科学体系，又从各个领域深入理解其基本内容。通过扎实深入的学习教育，引导广大医疗卫生工作人员把思想和行动统一到科学发展观上来。

构建和谐医患关系，必须运用科学发展观来指导和推动。理论的价值在于指导实践、在于实际运用。我们要大力弘扬理论联系实际的马克思主义学风，紧密联系医疗卫生工作实际，联系广大医疗卫生工作人员的思想实际，把科学发展观贯穿于构建和谐医患关系的全过程，落实到构建和谐医患关系的各个方面、各个领域和各项工作上。我们要切实按照科学发展观的要求，进一步理清发展思路，明确具体目标，完善相关政策举措，使贯彻落实科学发展观的过程成为构建和谐医患关系的过程，不断推动医患关系的和谐发展。总之，我们要把学习贯彻科学发展观的成果，转化为促进医患关系和谐的方针政策，转化为医疗卫生工作人员的自觉行动，转化为符合科学发展要求的发展方式和体制机制。

构建和谐医患关系，必须真正做到以人为本，进一步建设有利于科学发展的医院文化。医院文化是医院群体的精神支柱。医院群体必须树立以病人为中心的价值观，把病人对医务人员的满意度作为衡量其工作好坏的根本标准，紧紧围绕以病人为中心，以爱心质量为核心的宗旨，充分尊重病人的人格和尊严，注重其心理感受，为病人提供优质、诚信服务，在满足患方心理目标需求的同时，也满足自己体现人生价值和社会价值的心理目标需求。满足医患双方共同的心理需求是构建和谐医患关系的重要条件。因此，医院文化建设的核心内容是以人为本，培养医院群体的仁爱之心，使医院群体树立以人为本的价值观。医院群体在为患方服务的过程中真正做到以人为本，才能体现出其良好的职业道德和职业精神。

构建和谐医患关系,必须实现全面建成小康社会宏伟目标,进一步普及基本健康常识、医疗常识和法律常识,不断提高全民综合素养。全面建成小康社会,是中国特色社会主义事业的一个重要里程碑,是我们党对人民的庄严承诺。党的十八大根据我国经济社会发展实际和人民群众新期待,综合考虑未来国际国内发展趋势和条件,在党的十六大、十七大确立的全面建设小康社会目标的基础上,明确提出到 2020 年全面建成小康社会要努力实现的新要求,强调要使经济持续健康发展、人民民主不断扩大、文化软实力显著增强、人民生活水平全面提高和资源节约型、环境友好型社会建设取得重大进展。这个由"建设"到"建成"的目标,是更加注重经济社会全面发展的综合性系统性目标,是与推进社会主义现代化相统一的目标。我们相信,全面建成小康社会目标实现的过程,也是基本健康常识、医疗常识和法律常识得到广泛普及的过程,也是全民综合素养不断得到提高的过程。只有深入贯彻落实科学发展观,才能引导人民群众准确领会全面建成小康社会的新内涵和新要求,准确领会全面深化改革开放的正确方向和基本思路;只有在科学发展观的指导下,在全面建成小康社会的过程中,注重广泛普及基本健康常识、医疗常识和法律常识,不提高全民的综合素养,医患双方才能在战胜病魔的过程中减少矛盾、减少冲突,真正实现医患关系的和谐。

构建和谐医患关系,必须加大改革创新力度,进一步完善有利于科学发展的法律法规和体制机制。我们要进一步建立健全医疗卫生工作的法律法规,形成比较完善的具有中国特色的医疗卫生法律体系,做到有法可依,有法必依,执法必严,违法必究。坚持为人民健康服务的方向,坚持预防为主、以农村为重点、中西医并重,按照保基本、强基层、建机制要求,重点推进医疗保障、医疗服务、公共卫生、药品供应、监管体制综合改革,完善国民健康政策,为群众提供安全有效方便价廉的公共卫生和基本医疗服务。健全全民医保体系,建立重特大疾病保障和救助机制,完善突发公共卫生事件应急和重大疾病防控机制。巩固基本药物制度。健全农村三级医疗卫生服务网络和城市社区卫生服务体系,深化公立医院改革,鼓励社会办医。扶持中医药和民族医药事业发展。提高医疗卫生队伍服务能力,加强医德医风建设。改革和完善食品药品安全监管体制机制。开展爱国卫生运动,促进人民身心健康。要加快建立基本医疗卫生制度,实现人人享有基本医疗服务的目标。强化政府责任和投入,完善国民健康政策,鼓励社会参与,建设覆盖城乡居民的公共卫生服务体系、医疗服务体系、医疗保障体系、药品供应保障体系,为群众提供安全、有效、方便、价廉的医疗卫生服务。

　　构建和谐医患关系,必须不断提高党员干部推动科学发展的能力。构建和谐医患关系,深入贯彻落实科学发展观,医疗卫生部门党员干部是骨干、是中坚。要使科学发展的任务落到实处、产生实效,关键是要把科学发展观落实到医疗卫生部门广大党员干部的思想和行动中去,体现到医疗卫生部门党的工作和党的建设中去,引导医疗卫生部门党员干部更加自觉、更加主动地学习实践科学发展观,坚持用科学发展眼光观察问题,用科学发展方法分析问题,努力做科学发展的实践者、推动者、组织者。我们要引导医疗卫生部门党员干部以正确政绩观践行科学发展观,建立完善体现科学发展观要求的政绩考核评价和监督体系,贯穿到干部考察、评价和使用的全过程,推动形成有利于科学发展的用人导向、政策导向、制度导向。我们要把加强医疗卫生部门党员干部教育培训、提高党员干部素质作为战略任务,强化学习培训和实践锻炼,创新发展思路、创新工作举措、创新领导方法,不断提高谋划发展、统筹发展、优化发展、推动发展的能力。我们要引导医疗卫生部门党员干部自觉践行以人为本、执政为民,切实贯彻党的群众路线,着力解决医患双方反映强烈的突出问题,多干让医患双方满意的好事实事,特别是多到困难大、医患双方意见多的地方去,在化解难题、服务医患双方的过程中增长才干,在解决医患矛盾的过程中促进医患关系和谐。

问 题 篇

第二章 影响医患关系和谐的制度性因素

据相关数据显示，近年来我国每年发生的医患纠纷过百万起，并有不断增长的趋势。面对医患关系日益紧张的局面，探究其原因绝非仅仅是个体道德善恶的问题，医患双方互动背后的制度缘由不可忽视。本章通过案例来分析影响医患关系和谐的制度性因素。

第一节 医疗保障制度的不健全有碍和谐医患关系

公共医疗卫生作为社会公共产品，应该让全体人民平等地享有。但是由于我国的医疗保障体系的不健全，城乡之间、地域之间的医疗卫生服务的差别很大。尤其是广大农村地区，由于经济社会发展水平的限制，人们对于疾病的抵御能力普遍不强，因病致贫、因病返贫的现象还比较严重。正是在没有强有力的医疗保障支持下，很多人采取了极端的手段，对社会和自身造成悲剧。这里列举新波新闻"兄弟劫人质为母筹医药费"的案例即是如此。

2009 年 4 月 21 日上午，在广州三元里大道古庙公交车站，来自重庆开县的张氏兄弟合谋绑架勒索财物为母治病，张氏兄弟劫持一名刚下公交车的女子邝某作为人质，并展示写有"我只求有关部门能够贷款给我 18000 元"等字样的海报，向有关部门索财，在与警方对峙两个小时后，兄弟俩被警察擒下。

　　张氏兄弟是重庆开县农民，其中大哥张方述 29 岁，文化程度初中，弟弟张方均 28 岁。张氏兄弟都是早早辍学，十几岁便外出打工，因为身无长技，打工十余年没攒到什么钱。2009 年 4 月 20 日晚上张方述接到电话，得知常年患高血压的妈妈在田里摔倒了，脑溢血，但无钱住院。他立即给弟弟打电话，到三元里找朋友借钱。"我们没借到一分钱，晚上坐在地上很无力，也没睡觉。""我本来想找派出所借钱，但觉得派出所一定不会借。后来想起电视上劫持人质找警察要钱的情节，就想学着做"。张方述供述中说。接下来，他买了刀，躲到一公共厕所里，在一块牌子背面写着"如果出了什么事，让人质原谅我"等字样，随即打电话叫来弟弟张方均。当哥哥张方述打电话叫他到公厕，说要找公安机关贷款时，张方均就知道哥哥要做一些过激的事。张氏兄弟走到离公厕最近的三元里派出所附近时，一名女子走过来，张方述一咬牙就冲上去，左手抓住该女子的头发，右手举刀放在她的脖子上并喊："不要动，我不会伤害你，我们为了救妈妈！"在张方述完成这一系列动作时，张方均还没完全反应过来，站在一旁发愣。张方述踢了他一脚，他才跪倒在地，将要钱的牌子举起来。不一会，现场围满了群众和民警。张方均在民警的劝说下去了派出所。见弟弟被带走，张方述退到一间士多店门口。民警递给了他两叠钱，让他不要冲动。他让警察把钱存到他妈妈的账户。而账户存在他的手机里，随即他将账户告诉回到现场的弟弟，让他去存钱。20 多分钟后，民警和他说起了他妈妈生病的事，他心里难过，一时分神，被警察抓住了。

　　白云区检察院对张氏兄弟的犯罪行为提起诉讼。　检察院认为，被告人张方述、张方均的行为已经构成绑架罪，张方述起主要作用，是主犯；张方均起辅助作用，是从犯，应从轻或减轻处罚。张氏兄弟对公诉机关的指控供认不讳。张方述在法庭上对自己的行为忏悔,对受害者愿意道歉。为了证明张氏兄弟的家境,辩方律师当庭播放了视听资料,其中包括一段张氏兄弟的母亲的音频和一段家人的视频。视频中,张氏兄弟母亲站在光线暗淡的破屋前说话。屋内摆设简陋,几乎看不到什么像样的电器。而张方述年幼的儿子在一张光秃秃的床上爬来爬去。

法院系统一名法官表示:"兄弟俩救母的出发点是好的,但为了达到这个目的劫持人质,这种做法应该受到处罚。救母的方式很多,可以通过自己的劳动,可以通过寻求社会救助和医疗保障,不应该采取这种极端的、可能危害到其他人生命安全的方式"。最终,哥哥张方述判刑5年6个月,弟弟张方均属从犯,判刑2年缓刑3年执行。

案例分析:

张氏兄弟在万般无奈之下,为救母一命,为了一万八千元的手术费,最终选择了铤而走险,随之而来的自然是法律的严惩。我国已经建立了基本医疗保障和困难群体医疗救助制度,政府相关部门已经作出了很大的努力,但我国的医疗保障制度仍不健全。案例中的悲剧与我国医疗保障制度不健全有很大关系。下面,就我国的医疗保险制度的现状和问题进行分析。

一、我国医疗保障制度的现行框架

党的十四届三中全会以来,我国积极推行和完善基本医疗保障制度。党中央、国务院陆续做出了一系列的重要决策:1998年,我国开始推行城镇职工基本医疗保障制度改革,实现了由公费劳动保障医疗的单位福利制向社会保险制度的转变;2003年,开展建立新型农村合作医疗制度试点;2008年,在全国范围内推行新型农村合作医疗制度;2009年,在全国范围内推

行城镇居民基本医疗保险制度。至此,我国的医疗保障体系框架
已经基本形成,其主体部分包括了:城镇职工基本医疗保险、城
镇居民基本医疗保险、新型农村合作医疗、城乡医疗救助,分别
覆盖城镇就业人口、城镇非就业人口、农村人口和城乡困难人
群。对于医疗需求有更高要求的人群,还可以通过商业保险和补
充医疗保险来实现。这样的框架最有极其鲜明的中国特色,形成
了基本医疗保障为主体, 其他多种形式补充医疗保险和商业健
康保险为补充,覆盖城乡居民的多层次医疗保障体系。

(一)城镇职工基本医疗保险制度

1998 年 12 月国务院发布《关于建立城镇职工基本医疗保
险制度的决定》, 在全国范围内进行城镇职工医疗保险制度改
革。 其内容所覆盖的范围相当之广泛,包括了城镇所有的用人
机关、单位、企业、社会团体等,基本上覆盖了城镇的所有从业人
员。据统计,2011 年底,我国城镇职工基本医疗保险参保人数为
2.52 亿左右。其保险费主要是由个人和职工单位共同负担,目
前, 从全国范围来看, 用人单位的缴费率平均为职工工资的
7.3%左右,个人的缴费率平均为职工工资的 2%左右。

(二)城镇居民基本医疗保险制度

2007 年,国务院发布《关于开展城镇居民基本医疗保险试
点的指导意见》,主要目的是为了解决城镇非从业居民的医疗保
障问题。其内容所覆盖的范围主要包括了学生、未就读儿童及其
他未从业城市居民。据统计,2011 年底,我国城镇居民基本医疗
保险参保人数为 2.21 亿左右。2013 年,对参保居民的政府补助
标准提高到每人每年 280 元。

(三)新型农村合作医疗制度

新型农村合作医疗,简称"新农合",是以政府出资帮助为
主、主要针对农村居民的一项基本的医疗保险制度。其覆盖范围

主要是广大的农村地区，所有的农村居民都可以按照以家庭为单位、根据自愿的原则参加"新农合"。据统计,2012 年底,参加"新农合"人数近 9 亿。2012 年中国新农合覆盖率保持在 97%以上,人均筹资 290 元。2013 年新型农村合作医疗人均筹资标准将达到 340 元左右,其中各级政府补助增加到人均 280 元。

（四）城乡医疗救助制度

城乡医疗救助制度主要包括了，城市医疗救助制度和农村医疗救助制度。由政府财政出资,为无力参加城镇居民基本医疗保险制度、城镇职工基本医疗保险制度和新型农村合作医疗制度和参加城镇居民基本医疗保险制度、城镇职工基本医疗保险制度和新型农村合作医疗制度仍无力承担费用的城乡贫困人员提供帮助,使他们能够像其他的社会成员一样,享有基本的医疗保障。

二、我国医疗保障制度的公平性问题

（一）城乡二元化影响社会医疗保障制度公平性

社会医疗保障的不公平性突出表现在我国社会医疗保障体系制度的城乡差异。早在计划经济时代,我国的社会医疗保障城乡差异就一直是长期存在的问题,甚至到 20 世纪 90 年代最重要的社会保障改革（如建立新型社会保险体系和新型社会救助制度等）都没有能够从根本上解决原来社会保障制度的二元结构问题,甚至几乎没有将农村的医疗保障纳入考虑之中,对于考虑当时新兴工人"农民工"的社会保障也不够。20 世纪 90 年代的社会医疗保障改革最后留给 21 世纪的一个负面遗产,那就是随着城乡经济差距的不断扩大，社会保障制度二元化差距也随之扩大,以及农民工参与城市社会医疗保障的障碍。

近年来，我国一直致力于缩小社会医疗保障的城乡二元化差距,并且取得了很大的进展,先后建立和普及了新型农村合作医疗制度、普及了农村社会救助体系等。这些制度的建立在很大程度上缩小了农村居民在医疗保障方面与城市居民的差距。但不可否认的是，城镇职工所能够享受到的社会医疗保障待遇仍然远远高于农村居民，城乡社会医疗保障的待遇水平仍不均等。虽然政府的各级财政(尤其是中央财政)已经对农村社会医疗保障制度给予巨大投入，而广大的农村居民却更多地从自身情况和实际效果上，看到了城乡社会医疗保障待遇水平上仍有差距。我国社会保障制度城乡制度分化还有一个重要衍生品，这就是由于制度的限制和不完善，导致多达两亿多人的农民工在城市中难以获得与城镇职工平等的社会医疗保障待遇，这也反映出现有的社会医疗保障制度改革的不完善：它只考虑到了原固有的城市职工，却没有考虑到将后来成为了城市企业职工主体的农民工纳入制度之中。

城乡社会保障待遇水平存在差距主要是由于城乡之间社会医疗保障制度差异所造成的。如果不解决制度二元化问题，仅仅依靠各级政府追加投入，很难从根本上解决城乡之间医疗保障水平差距的问题。因此，解决问题的关键在于要推动城乡社会医疗保障的制度一体化。

(二)覆盖面影响社会医疗保障制度公平性

社会医疗保障制度的覆盖面是检验社会医疗保障制度公平性的重要方面。社会医疗保障覆盖面越广，其公平性也就越高。我国的社会医疗保障制度的覆盖面长期以来都处于波动的状态，大致呈现于：建国初期覆盖面广、公平性高；改革开放初期由于合作医疗解体、免费医疗覆盖面积减小、城镇医疗保障制度未能建立，则覆盖面小、公平性差；近期，尤其是 21 世纪以来，社会医疗保障制度覆盖面积明显加大，公平性也不断提高。

1998 年我国城镇医疗保障体制改革为后来覆盖面积不断

扩大奠定了坚实的基础。2000年以后，社会医疗改革制度措施力度逐渐加大，新农合和城镇居民医疗保险使得我国整体的覆盖面积增长十分迅速，而城镇职工基本医疗保险制度、城镇居民集体医疗保险制度和新农合三大基本制度框架的形成，从其目标上几乎包涵了我国的全部人口。但是，迄今为止，我国广大的农村地区仍有上千万的人口没有参加新农合。若不解决这些人群的参保问题，社会医疗保障制度的实际覆盖率和受益率仍与当初制度设计的覆盖范围存在较大差距。如何将所有人都囊括于制度之下，让所有人受益，也是急需解决的问题。

（三）多种制度模式影响社会医疗保障制度公平性。

我国的医疗保障制度是在城乡二元化的基础之上，按照不同人群的职业划分来设计的，实际上可以看做是一种综合多种制度、多种运行模式、差别保障水平的制度体系。在长期的改革过程中，这种长期处于一种分割状态"碎片式"制度，容易造成不同人群的利益交替受损。虽然，从近年来，这种情况已经得到一定的改变，但以医疗保险体系为主题的多种医疗保障制度结构状态，不同制度之间仍缺乏公平，其直接表现在保障待遇水平上的高低之分。

在医疗费用报销上，如退休干部、军人、公务员等几乎是全额报销，基本上能享受免费医疗的待遇。而普通城镇职工、城镇居民、农民等，却只能享受部分报销的待遇，这三者的报销比例也有差别。目前城镇职工医疗保险报销比例大约80%左右，城镇居民医保、新农合的报销实际比例却只有50%左右。参与城镇居民医疗保险和新农合的群体，仍然要承担较多的医疗费用。除此之外，三者之间在基本医疗保险药品目录、基本医疗服务范围、偿付标准、诊疗项目上也有较大差异。因此，在市场经济体制下的低收入群体面对同样价格的医疗服务，就医需求可能得不到满足,这些显然也不符合社会公平的原则。

(四)资金筹集方式不同影响社会医疗保障制度公平性

我国不同的保障模式具有不同的资金筹集方式。例如公务员、军人等几乎完全由政府所负担;新农合和城镇居民医保及医疗救助,政府只负担一部分;城镇职工医保,政府只作为第三方负责管理和支付保险金,但资金的筹集却是由各级单位、企业和个人共同负担。同时,不同的医疗保障模式的强制性也不同。城镇居民医疗保险和新农合投保全凭个人自愿,不具有强制性,政府只能加大宣传力度,增加财政补贴来调动群众的积极性,而城镇职工医疗保险却属于强制投保。政府所补助的群体,大多数难以获得工资性质的稳定收入来源,因此政府补贴是为了确保医疗保障的公平性,也在一定程度上加强了我国医疗保障的公平性。但是,从实际制度实施过程上看,随着人群收入差距的不断加大,缴费越多,保障水平也越高,政府补贴的作用受到削弱。这说明,医疗保障制度没有能够发挥出再分配的功能,公平性也没有能够得到完全的体现。近几年,我国的医疗保障制度改革方向是正确的,政府采取的一系列措施也十分得当,但离建成能够充分体现公平性的医疗保障制度,仍然任重道远。

第二节　医疗资源分配不均有碍和谐医患关系

医疗资源作为医疗工作发展的基础因素, 在为人类提供健康服务、防治疾病提供人力、财力、物力的支撑和保障,在我国的医疗事业建设和改革的过程起到了基础性作用。如何合理、公平的分配和有效的利用医疗资源, 关系到一个国家公民的健康程度,并在世界各国都普遍得到重视和关注。2012 年 3 月发生的"哈医大血案"便是由于我国城乡资源分配不均衡而间接导致的。

2012年3月23日下午，黑龙江省哈尔滨市哈尔滨医科大学附属第一医院风湿免疫科医务人员正在紧张地忙碌着。这时，一名男子突然闯入医生办公室，抢起手中的刀，疯狂砍向正在埋头工作的医务人员和实习学生，造成一人死亡、三人受重伤。之后该男子将自己颈部捅伤，企图自杀未遂，然后逃至该院急诊室包扎伤口，被民警及时抓获。

经警方调查，犯罪嫌疑人李梦南供认，2010年9月自己的爷爷第一次带他到哈医大就医。他因患强直性脊柱炎于2011年4月到哈医大一院风湿免疫科住院治疗。2012年3月23日9时许，李梦南乘火车再次来到该院治疗。医生经了解得知李某某患有肺结核，于是建议他先到哈尔滨胸科医院（专治肺结核病）检查治疗。李某某做完检查后再次回到哈医大一院，将检查结果交给医生。因治疗强直性脊柱炎会对肺部造成影响，所以医生建议他应先治好肺结核后再行治疗。李某某认为医生不给他看病，随即心生报复心理。司法机关的调查认定"3?23"恶性伤害医生事件的显著特点是，不属于医疗纠纷，更没有医疗事故，警方的定性是"偶发的治疗案件"，是"激情杀人"。

李梦南对医院的愤怒和不满来自于这两年六次的来哈医大治病的经历。由于农村地区的医疗资源相对匮乏，只能到大城市哈尔滨就医，李梦南家离哈尔滨挺远，家里条件也很困难，爷爷还患有胃癌，加之李梦南身体每况愈下，发病时非常痛苦，行动不便，医生对其状况并不了解，让其一次次做检查以及人生地不熟等等因素，让他和爷爷都非常辛苦，对于当前社会"看病难，看病贵"的现实，他是有所体会的。

哈尔滨市中院公开审理了"哈医大杀医案"，以故意杀人罪一审判处李梦南无期徒刑。

案例分析：

"哈医大血案"留给社会的是不尽的伤痛和反思。从"哈医大事件"中的细节中我们不仅看到了公民的法律意识淡薄，也看到了医患关系的尖锐矛盾和医患双方的艰难处境。"哈医大血案"警示着我们在医患这对矛盾中双方均为"弱势"群体，都是受害者。

但从案件中我们应该要注意到一个导致悲剧的重要原因，那就是城乡资源分配不均衡，导致李梦南被迫在患有严重疾病的情况下，到遥远的哈尔滨市就医，无形中增加了其看病负担，也间接的导致了悲剧的发生，下面就我国医疗资源分配的现状、原因及制约因素来进行分析。

一、我国城乡医疗资源配置不均

"哈医大血案"中李梦南的爷爷李禄对医疗费用是这么认为的，在给李梦南治病的六七万元中，一年光为看病路费、旅店费就花了一万多元。每次看病李禄都要带着李梦南从偏远的内蒙古呼伦贝尔市鄂伦春旗大杨树镇坐火车到哈尔滨，路费和旅店费自然少不了，这无疑也给李梦南的就医增加了阻碍和困扰。究其原因，主要是因为我国医疗资源城乡分配不均衡，医疗条件相差较大，这也直接导致了"看病难，看病贵"的现状。看病难和看病贵主要是指去大医院看病难看病贵，加上我国许多患者存在着不正确的医疗取向，无论大小病症都要到大型综合医院就诊，造成大型综合医院人流拥挤，我国医院间的医疗资源分配存在严重失衡。

其实，不仅仅是在城市与农村之间的医疗与公共卫生条件存在着不平衡,发达地区与欠发达地区之间、贫富人群之间、在岗与退休人员之间,也同样存在着很大差距。

目前,我国的医疗资源80%在城市,而农村仅占20%,城市的医疗资源80%,又集中在大医院。目前中国医疗卫生体系呈现"倒金字塔型",城市医疗资源配置不合理的现状是造成看病难、看病贵的一个重要原因,"我国的医疗卫生事业发展走了一条高水平、低覆盖的路子,世界上最先进的医疗技术我们都大量的采用,高新技术、优秀卫生人才基本上都集中在城市的大医院,城市社区、民营医院和广大农村缺医少药的局面没有根本扭转。"

判断医疗资源分配是否平均的几个重要指标,通常是医疗卫生经费数量、卫生技术人员数量、卫生机构床位数等,下面就根据卫生部的卫生统计数据,对城乡医疗卫生资源分配情况进行分析和比较。

(一)城乡医疗财力资源配置现状比较

改革开放以后,城乡二元化结构确立,我国的城乡资源配置不均衡的状况一直没有得到根本性的改变,首先体现在了城乡医疗财力资源配置方面,卫生总费用城乡之间存在差异。(见表2-1)

表 2-1　卫生总费用

年份	卫生总费用(亿元)				卫生总费用构成(%)			城乡卫生费用(亿元)		人均卫生费用(元)			卫生总费用占GDP%
	合计	政府卫生支出	社会卫生支出	个人卫生支出	政府卫生支出	社会卫生支出	个人卫生支出	城市	农村	合计	城市	农村	
2000	4586.63	709.52	1171.94	2705.17	15.5	25.6	59.0	2624.24	1962.39	361.9	813.7	214.7	4.62
2001	5025.93	800.61	1211.43	3013.89	15.9	24.1	60.0	2792.95	2232.98	393.8	841.2	244.8	4.58
2002	5790.03	908.51	1539.38	3342.14	15.7	26.6	57.7	3448.24	2341.79	450.7	987.1	259.3	4.81
2003	6584.10	1116.94	1788.50	3678.66	17.0	27.2	55.9	4150.32	2433.78	509.5	1108.9	274.7	4.85
2004	7590.29	1293.58	2225.35	4071.35	17.0	29.3	53.6	4939.21	2651.08	583.9	1261.9	301.6	4.75
2005	8659.91	1552.53	2586.41	4520.98	17.9	29.9	52.2	6305.57	2354.34	662.3	1126.4	315.8	4.68
2006	9843.34	1778.86	3210.92	4853.56	18.1	32.6	49.3	7174.73	2668.61	748.8	1248.3	361.9	4.55
2007	1157397	2581.58	3893.72	5098.66	22.3	33.6	44.1	8968.70	2605.27	876.0	1516.3	358.1	4.35
2008	1453540	3593.94	5065.60	5875.86	24.7	34.9	40.4	1125190	3283.50	1094.5	1861.8	455.2	4.63
2009	1754192	4816.26	6154.49	6571.16	27.5	35.1	37.5	1353561	4006.31	1314.3	2176.6	562.0	5.15
2010	1992135	5688.64	7156.55	7076.17	28.6	35.9	35.5	……	……	1487.0	……	……	5.01

　　卫生总费用是指的是一个国家或地区在一定时期内，为开展卫生服务活动从事全社会筹集的卫生资源的货币总额，反映的是一定经济条件下，政府、社会和居民个人对卫生保健的重视程度和费用负担水平，以及卫生筹集模式的主要特征和卫生筹集的公平性合理性。　从上表中反映出我国的卫生总费用水平虽然在 2009 年后达到 WHO 规定的占 GDP5% 的水平，但总体水平仍然不高。同时，城市卫生费用与农村卫生费用在总额上还有差距，由于农村人口多于城市人口，人均值差距更大，并存在着不断扩大的趋势。目前我国的这种卫生费用分配状况直接反映了广大农村地区卫生资源的缺乏和财政投入的不足和城乡医疗财力配置的不平衡。

　　(二)城乡医疗人力资源配置比较

　　城乡医疗资源配置差异还体现在技术人员数量上。(见表 2-2)

表2-2　2010年各地区每千人口卫生技术人员数

地区	卫生技术人员			执业(助理)医师			其中:执业医师			注册护士		
	合计	城市	农村	合计	城市	农村	合计	城市	农村	合计	城市	农村
总计	4.37	7.62	3.04	1.79	2.97	1.32	1.47	2.74	0.95	1.52	3.09	0.89

由上表可见，我国城乡医疗卫生人员数量差距较大，从
2010年每千人口卫生技术人员数上看，城市是农村的2.5倍；从
执业(助理)医师人员数上看，城市是农村的2.25倍，从注册护士
上看，城市是农村的3.47倍。我国的医疗卫生人员总数本就不
足，而在城乡分配上显得捉襟见肘，分配到广大的农村地区的医
疗卫生人员相对较少。

卫生资源中最重要的资源便是卫生人力资源，他们作为医
疗卫生服务的直接提供者，其数量的多少直接影响到了广大的
群众所能享有的医疗卫生水平的高低。我国城乡医疗卫生人力
的差异，直接决定了城乡群众健康说平的差异，农村地区居民所
能享受的医疗服务水平仍然不高。

(三)城乡医疗物力资源配置比较

城乡医疗资源配置差异也体现在医疗卫生机构的床位数量
上。(见表2-3)

表2-3　每千人口医疗卫生机构床位数

年份 地区	医疗卫生机构床位数(张)	其中:医院和卫生院床位(张)			每千人口医疗卫生机构床位(张)	每千人口医院和卫生院床位(张)			每千农业人口乡镇卫生院床位数(张)
		合计	城市	农村		合计	城市	农村	
2005	3367502	3134930	1507714	1627216	2.63	2.45	4.03	1.74	0.78
2006	3511779	3270710	1580724	1689986	2.72	2.53	4.23	1.81	0.80
2007	3701076	3438260	1669107	1769153	2.83	2.63	4.47	1.89	0.85
2008	4038707	3748245	1787266	1960979	3.06	2.84	4.70	2.08	0.96
2009	4416612	4080662	1920368	2160294	3.31	3.06	5.00	2.28	1.05
2010	4786831	4401512	2067805	2333707	3.56	3.27	5.33	2.44	1.12

城乡每千人享有医疗机构床位数量是衡量城乡卫生资源配置水平的重要指标。从数据上看,我国城乡每千人享有医疗机构床位数量在近几年有了显著提高,2010 年城市每千人医疗机构床位为 5.33 张, 而农村每千人医疗机构床位仅为 2.44 张, 城市每千人医疗机构床位为农村每千人医疗机构床位的 2.18 倍,且均为达到发达国家的水平标准。2005 年城市每千人医疗机构床位为农村每千人医疗机构床位的 2.31 倍。由此可见,广大的农村地区的医疗机构床位数量还需不断增加。

二、城乡医疗资源分配不均衡的原因

造成医疗卫生资源分配不均衡, 城乡差异较大的原因主要为以下几点:

首先,政府对城市和农村的医疗投入比例不平衡。在改革开放以后,我国实际上选择了一条"城市倾斜"的经济发展战略,政府的各项政策都向城市倾斜,并通过工农业产品的"剪刀差",将大量资源迅速的集中到了城市。政府对城乡采取不同政策,农村卫生建设虽然取得了重大发展,但仍未摆脱对城市的从属地位,农村的医疗条件和设备长期停滞不前,相反,城市的医疗条件却发展迅速,这就使得越来越多的医疗资源向城市靠拢,城乡差距越来越大。

其次,城乡医疗机构人员配置不平衡。由于政府投入及薪金待遇等问题,在广大的农村地区,医疗机构的人员的学历、素质、专业技能等方面都要远远落后于城市的医疗机构的人员, 越来越多的专业人员脱离农村和社区基层到大医院就职, 造成广大的农村和社区医护人员紧张,更缺乏高知识高层次的人才。

再次,政府对医疗配置区域性的不平衡。农村基本上建成初步的县医院－乡镇卫生院－村卫生室三级医疗卫生网络。村卫生室的条件普遍差,多数村卫生室只有一位医生,有的村甚至没有建村卫生室。政府对乡镇卫生院的拨款偏少,基层医疗组织主要靠"自收自支"。靠近县城的乡镇与偏远山区的乡镇医疗资源配置不均衡,导致越穷的地方、越需要医疗资源的地方越缺乏医疗条件,越穷的居民负担越重的医疗费用的恶性循环。

即便是在城市,医疗资源的配置也不合理,大型公立医院与社区医院、民营医院的差距也十分的明显。城市医疗资源的百分之八十集中在大型公立医院,民营医院和社区医院发展十分困难。公立医院的主体地位和垄断地位难以撼动。民营医院的资本较少,规模也较小,市场定位很模糊,失去了与公立医院抗衡的能力。社区医院日子同样不好过,本来应该承担起更多患者的社区医院多数门可罗雀。理论上说,大医院的主要功能应该是收治重病大病和疑难病人,社区医院主要功能是用于解决常见病,这样才能更好的利用社会医疗资源,避免医疗资源的浪费,但是由于社区医院的医生薪金待遇和设备的滞后严重影响其发展,以及患者出于对社区医院的不信任,往往在社区医院就可以解决的常见病、多发病也涌向大医院进行治疗,大医院近百分之八十的患者是可以在社区医院进行治疗的常见病。

第三节　政府监管和投入的不到位有碍和谐医患关系

在 20 世纪 90 年代医疗机构改革的过程中,政府"一刀切"地把医疗机构完全推向市场,使得医院在一定意义上成为自负盈亏的市场主体,具有很强的自主权。这一举措在减轻政府财政和监管负担的同时,也逐渐暴露出很多的弊端。医院追求经济利益的市场化运作,医院的社会公益性受到质疑。 2004 年发生的"深圳市人民医院乱收费"事件即是比较典型的案例。

　　谢斌午的老伴诸少侠因冠心病、心衰竭,在深圳市人民医院住院的 119 天后病故,治疗过程花费了 120 多万元医疗费。老伴去世后,谢斌午拿着收费清单和护理记录,对照深圳市医疗收费标准,发现许多漏洞,于是便开始向各级医疗主管部门反映。医院帐面显示,住院费用高达 90 余万元,自费购药达 23 万元之多,如果算上其他费用,总共花费多达 120 万元。广东省纠风办、卫生厅等部门组成的调查组调查后认定,深圳市人民医院"重复计费"和"提高标准多计费用",违规计费 68 项共 10.22 万元。事发后,深圳市卫计委出台了严禁多收费乱收费的通知,要求医院严格彻底切断科室经济收入与医务人员奖金分配的关系,并严肃追究了相关人员相应责任。

　　案例分析:

　　从案例中我们可以清晰的看到,医疗机构存在乱收费现象,究其根本还是政府职能的缺失才让医院有机可乘,究竟是什么原因让公立医院丧失了公益性呢? 除了乱收费还有什么原因造就了"天价医疗"呢?政府职能缺失到底体现在哪些方面呢?下面让我们带着这些问题来进行探讨和分析。

　　一、政府财政投入不足

　　2000-2010 年政府卫生支出见表 2-4

表 2-4　2000-2010 年政府卫生支出

年份	政府卫生支出(亿元)					占财政支出比重(%)	占卫生总费用比重(%)	占国内生产总值比重(%)
	合计	医疗卫生服务支出	医疗保障支出	行政管理事务支出	人口与计划生育事务支出			
2000	709.52	407.21	211.00	26.81	64.50	4.47	15.47	0.72
2001	800.61	450.11	235.75	32.96	81.79	4.24	15.93	0.73
2002	908.51	497.41	251.66	44.69	114.75	4.12	15.69	0.75
2003	1116.94	603.02	320.54	51.57	141.82	4.53	16.96	0.82
2004	1293.58	679.72	371.60	60.90	181.36	4.54	17.04	0.81
2005	1552.53	805.52	453.31	72.53	221.18	4.58	17.93	0.84
2006	1778.86	834.82	602.53	84.59	256.92	4.40	18.07	0.82
2007	2581.58	1153.30	957.02	123.95	347.32	5.19	22.31	0.97
2008	3593.94	1397.23	1577.10	194.32	425.29	5.74	24.73	1.14
2009	4816.26	2081.09	2001.51	217.88	515.78	6.31	27.46	1.41
2010	5688.64	…	…	…	…	6.35	28.56	1.43

　　首先,政府对医疗事业投入不足。从上表中可见,从 2000 年开始政府对医疗卫生事业的投入在总量上一直呈现上升状态,并且增长速度很快, 这无疑使令人欣慰的, 但我们也必须认识到, 就目前而言, 卫生财政投入占国内生产总值的比重仍然不高,根据卫生部 2011 年的统计,2010 年也仅占国内生产总值的1.43%。从全球范围上来看同样令人担忧,我国人口占世界总人口的 22%左右,而卫生总费用仅占世界卫生总费用的 2%左右。从 2000 年到 2010 年间, 我国人均医疗费用增长了 2.61 倍,严重超出了居民可支配收入的增加速度。医疗费用的加重和负担比例的失调,直接造成了"看病难、看病贵"和因病返穷的现象。

　　其次,政府对医疗机构投入不足。这也导致"以药养医"大行其道。由于政府对公立医院的投入的不断降低,公立医院收入成为一个严重的问题,甚至有许多公立医院出现严重亏损、医务人员由于待遇低而流失的现象。公立医院面临前所未有的生存危机,于是"以药养医"的局面也就成了必然。当"以药养医"的现象普及,药品成为了医院收入的重要来源。与此同时,医疗机构的"过度医疗"、"开源节流"让公立医院的公益行受到极大挑战,患者对医务人员的不信任感也与日俱增。

二、政府财政对公立医院的补偿主要分为两大类

经常性补偿和专项补偿,也可归类为定额补偿和定项补偿。其中,经常性补偿主要是用于医院职工和离退休人员的工资补贴。医院的专项补偿则主要用于对医院的基本建设、设备和科研等方面的补偿。

政府财政的补偿对医疗机构来说是一项重要的经济来源渠道,这对于公立医院的生存与发展起到不可估量的作用。近年来,财政补偿投入逐年上涨,但其增长速度明显无法与我国国民生产总值的增长速度相提并论。同时,医院常常把福利性质的拨款当做盈利资源来运转,用于扩大规模和引进先进设备,而并没有用于基本的卫生服务,这样政府的拨款无法达到福利性质,而成为了医院的流动资金,丧失了公平性。

医院将药品加价作为国家对医疗机构经济的补偿政策。我国目前有 4000 多家企业从事药品生产,8000 多家企业从事药品批发,12 万家企业从事药品零售。这些企业都需要通过"经营、加价"来维持生计,所以药品的价格的节节攀升也就不足为奇,医院方面,目前实行的政策为"药品加成政策",也就是说,医院最多能在医药企业提供的"进货价"上再加成 15%,因此,进价越高加成也就越多,医院在利益的驱使下,往往会选择高价药品。国家方面,对于药品的税收不低,是国家税收的重要来源,税收的收入也会跟着药品价格而水涨船高。高价药如此受"欢迎",老百姓们自然也就买不到低价药了。

国家虽已多次实行了药品降价,所涉及的品种也是上万种,但老百姓却没有收到实际上的好处,这主要由于药品生产企业

大量生产降价药品的替代品所致,替代品往往也还是高价药。由此可见,财政补偿机制不完善是药价居高不下的重要原因。

三、政府对药品价格的监管不到位

随着改革开放以来,我国从计划经济时代走向市场经济时代,医疗改革使得大部分医院和医疗相关产品走向市场化,但医院仍要受到政府部门监管,政府也希望医院能继续为老百姓提供具有广泛基础性的医疗服务。在这个过程中,我国的体制是政府允许医院从药品收入中提留 15%,另外还有一些特殊服务和仪器检查费用等作为医院的收入来源。在这样的体制之下,政府若控制了医疗服务的价格,医院仅仅依靠医疗服务费来维持生计显然是不够的。众所周知,我国的医疗服务费用并不高,这得益于国家制定的医疗服务价格是要低于市场价格的。因此,医院就要想方设法从药物和检查等方面赚取收入来补贴医疗服务费用的亏空,"医疗过度"和"重复收费"也就可以理解了。

改革使得大部分的公立医院在操作方式上都以市场的标准来运行,例如,医院独立购买高价药物、大肆引进先进的医疗设备等,都会给患者的医疗服务增加各项费用,从而增加患者负担。虽然政府允许医院的加成只有 15%,但没有对药品制造企业和药品批发企业进行有效的监管,对药品的出厂价格也没有严格的限制,更没有采取保护廉价药品的措施和强制医院和药店必须具备廉价药品。这样,医院自然有机可乘,只销售高价格、高利润的药品,对于过于便宜的药品,在医院、药店等都很难购买到。这也是政府一再强调医院要降低药价,却收效甚微的原因。加上一些医药企业的违规操作,虚报药品的成本,造成药品定价的虚高,生产销售环节较多,又层层加码,致使医院卖出的药品比社会上药店的药价还高。政府采购的初衷是好的,但在实施过程中的效果却差强人意,一些不法药商通过腐蚀贿赂医院医生,根据价格给开药回扣、给器材提成等手段,医生在利益的驱使下开大处方,过度检查和治疗,严重影响了医院和医务人员的形象,使社会和患者对医院缺乏信任。

第三章 影响中国医患关系和谐的医方因素

当代中国正处于转型时期,各项法律法规、社会保障制度尚不健全,人们思想认识、道德准则缺乏准备,这些无疑是影响医患关系和谐的因素。本章主要是从医方的角度,通过案例分析说明医务人员有必要与患者之间进行有效的沟通、有必要不断提高专业技术、有必要加强医德建设等,因为这些是造成医患关系紧张的缘由。

第一节 医患之间沟通不畅有碍和谐医患关系

医务人员和患者之间的沟通无疑是医疗关系中重大的课题,医务人员和患者之间良好的沟通对于医务人员了解患者病情、对症下药和患者的康复是非常重要的。如果沟通不当,就容易导致医务人员对患者的病情了解不够,从而引起对患者病情的错误估量和判断,甚至使得患者承受极大的心理负担,造成医务人员和患者之间的纠纷。深圳"缝肛门"事件即是医患之间沟通不畅所导致的医患纠纷案件。

2010 年 8 月 9 日南方网报道了一则深圳"缝肛门"事件。事件的经过是这样的:林某在深圳凤凰医院顺产产下男婴后,发现肛门处被意外"缝"了线。助产士说是免费为其"扎"了痔疮,而产妇家属则怀疑是助产士索要红包不成趁机动了刀。孰是孰非,引起了各方的注意。据家属陈默回忆,7 月 23 日上午,陈默在深圳凤凰医院送出了两个红包。一个红包被助产士张吉荣收了下来，另一个则被医生给退回去。这两个红包里各装着 100 元钱。直到现在，陈默依然说，如果当初他把"100 元"换成"1000 元"，悲剧就不会发生了。

当日林某住进医院的豪华病室，助产士张吉荣几次走进他们的病房问他们准备好了没有。陈默之前和朋友闲聊时曾向他提点过，在南方的医院生孩子，一般有给医生包红包的"明规则"，一是图个喜气，二是希望医生多多照顾。因为从家里出来比较匆忙，陈默就带了 200 多块钱，再加上太太分娩没有一个亲戚在旁照应，实在走不开。100 元给了张吉荣，余下的 100 元在医生办公室他趁着手术签字空隙递给那位姓薛的主治医生，被直接就拒绝了。林某产后回到病房后，晚上 9 点多，开始喊肛门疼。陈默就去找护士，但没有引起重视，直到第二天医生来查房。"不管是缝还是扎，肛门当时看起来就像扎口袋一样扎起来。"不懂医术的陈默并没有多想，他以为这是产妇分娩后的正常反应。但妻子的疼痛逐渐加剧，一直不能大便。无奈之下，陈默便去问薛医生是否缝了肛门，医生坚称自己没有缝过。

后来张吉荣为林某按摩，把缝的线拆了，最后林某疼的要报警以致遗留的两截线头没被拆掉。陈默找凤凰医院院长讨说法。最后，院方答复他说，助产士见产妇有痔疮，顺手给她做了个手术，"助产士是出于好意，而且手术是免费的。深圳一家电视台率先披露了林某的遭遇，产妇"肛门被缝"事件遂成为深圳街谈巷议的热点。

随着媒体的深入关注，深圳市卫人委(卫生人口与计划生育委员会)召开了新闻通气会。深圳市卫人委认为张吉荣至少存在两项违规，一是未请示产科医生擅自对产妇进行结扎止血，超出其职业范畴，行医违规；二是收受红包。深圳市卫人委医管处处长表示,助产士肯定不能行使外科医生的权力为患者做手术,这一方面卫生部门有严格的规定,因此张吉荣的违规操作是可以认定的,卫生部门也会采取相关措施进行处罚。深圳市卫人委的行政调查报告认为:产妇的肛门并没有被缝,肛门部位那一圈圈的线是助产士针对产妇生产过程中的痔疮出血点做的止血处理。

备受关注的深圳"缝肛门"事件沉寂许久后又浮出水面。凤凰医院助产士张吉荣诉产妇丈夫陈先生及深圳两家媒体的名誉侵权案在罗湖法院开庭审理。此案一审判决结束,罗湖区人民法院下达的判决书显示,法院认为深圳市卫生和人口计划生育委员会在事发后作出的调查报告,"是对事件进行了详细调查之后出具的,调查人员具有相关的专业知识,调查的程序亦符合法律规定,其内容与之后公安机关出具的鉴定意见书一致,故可作为认定案件事实的依据。根据上述调查报告的认定,无证据表明原告存在实施缝合了产妇肛门的事实,故被告主张原告实施的缝合产妇肛门的事实,本院不予裁定。"法院判决陈先生在某媒体上刊登向张吉荣的道歉声明,并赔偿精神损害抚慰金3万元。判决书称,张吉荣在本案中曾一并起诉两家媒体并要求其承担侵权责任,在案件审理过程中,张考虑到两媒体已进行了更正报道,故申请撤诉。

案例分析:

产妇被缝肛门事件曾经被炒的沸沸扬扬,相关的报道也层出不穷。因为医院和护士在手术前后与患者家属缺乏沟通,使简单的医疗问题牵扯出众多问题,最终医患双方都成为受害者。同时,案例中患者也缺乏和医务人员进行适当的沟通,才造成了这样的结局。对本案例中有关媒体的选择性报道、失实报道暂不作分析。以下主要从医方的角度分析：

一、沟通意识不畅有碍和谐医患关系

医务人员和患者之间的沟通是一种艺术，患者作为一个社会小群体，有的愿意和医务人员沟通，有的却抵制。医务人员亦是如此，医务人员作为一个特殊的社会群体，有的很主动地和患者交流，有的却缺乏持久的耐心。

在产妇林某住进凤凰医院的时候，助产士张吉荣数次前往病房，在这个过程中，陈默、产妇林某和助产士张吉荣之间明显存在沟通不当的问题。助产士数次前往病房，而陈默认为这是张吉荣索要红包的暗示，但是张吉荣却表示是因为担心林某的状况。如果张吉荣和患者多交流，或许他们之间就能理解对方，而不会导致不必要的猜测和误解。

此外，在手术之后，助产士张吉荣和患者之间也缺乏必要的相互沟通。根据最后的调查结果来看，产妇林某在生产的过程当中出现痔疮出血，而且是活动性出血，压迫止血没有效果，张吉荣就采取了结扎止血的方法。但是在事后，并未见张吉荣和相关医务人员就相关的情况和患者林某或者陈默进行交流和沟通，这导致产妇在出现身体不适，陈默观察到妻子肛门周围有线头之后误认为是被缝肛门，并且从自己猜测的结论出发，寻找各种证据。

二、语言缺乏技巧有碍和谐医患关系

医务人员和患者沟通并不是小事，如果医务人员和患者能够及时的沟通，也许就不会发生产妇缝肛门这样的事件。有些医务人员缺乏爱心，不能以同理心去看待病人，深刻体会病人的感受和痛苦；有的缺乏耐心，不愿意和病人作过多的交流，造成了患者无法充分表达自己的意见、感受和疑虑。有些医生愿意和患者交流，但也可能会存在沟通上的困难，这是由于这些医生没有掌握好与患者沟通的技巧。对于患者来说，其存在的往往不止是身体上的问题，随之而来的可能还有心理上的压力，这些压力多种多样，有的是经济压力、有的是缺乏战胜疾病的信心等等。这个时候，想要深入患者的内心，和患者进行很好的沟通就需要一些沟通和交流的技巧。案例中助产士张吉荣没有注意沟通的技巧，几次进产房，让陈默误解其意，如若张吉荣讲话所指具体，告诉陈默他们来产房之目的，也就不会有后来发生的误会了。

三、信任危机的存在有碍和谐医患关系

患者和医务人员其实都是同一条战线上的战友，他们共同的敌人都是疾病，建立患者对医务人员的信任是十分必要的。在产妇缝肛门事件中，所反映出的不仅是医务人员和患者之间的沟通问题，更重要的是，这个案例反映出医患之间的不信任。改革开放以后，中国的经济走向市场化，市场经济体制在我国逐渐建立和完善。与之相对应的是各种行业的市场化，其中也包括医疗行业市场化，医务人员和患者的关系也一定程度的利益化。这使得很多人把医务人员和患者的关系看作是消费者和被消费者的关系，强调医务人员和患者关系中利益化的一面，从物质金钱的角度去处理医务人员和患者之间的关系和问题。同时医方掌握着大量的信息和医学资源，而患者相对来讲是比较匮乏的，而许多患者对医学的期望值也越来越高，以至于在医疗结果方面和医生的认知产生了误差。而且在医学模式和人们对健康认知转变的情况下，患者对医疗水平的需求更加的多元化，患者不仅注重身体的康复，同样也注重医务人员的服务。医患本应是共同抗御疾病而相互信任，却变成双方因经济关系而互不信任，从而经常引发医患矛盾。

第二节　医德和人文关怀的缺失有碍和谐医患关系

医生的医德是为医之本，没有良好的医德，就不能称为良医。社会主义医德的根本宗旨就是"以病人为中心，救死扶伤，防病治病，实行革命的人道主义，全心全意为人民的健康服务"。同时，当今社会医学模式已发生转向，人们的健康观、医疗观发生了重要变化，患者情感、思想、意识等心理因素和社会因素，都被纳入医生医治的内容。因此要求医生具有高尚的医德操守以及人文关怀的精神。如媒体上报道的暴利驱使下的心脏支架手术乱象，即是反映了医生医德和人文关怀的缺失问题，从而使医患关系趋利益化，阻碍医患关系的和谐。

医生医德操守和人文关怀精神缺失的问题，致使医患关系趋利益化，已经成为广泛关注的社会问题。医生医德操守和人文精神缺失的原因主要有以下几点：

一、医生的福利待遇有待提高

医生为赚取额外的钱财，就以身犯险，以医谋私，没有严格按照规定就给病人使用医疗器材。

二、经济利益的诱使

在市场经济条件下，我国医疗体制也随之做出了相应的改革，各大医院也随之进行一系列改革。政府除了固定拨款外，医院的开支需要医院自己来承担。这本来是好现象，因为这样可以激发医院和医生的积极性，提高医院的效益，改变以往医院效益低、服务态度不好的现象。但是这种改革也带来了负面的影响。医院既然要承担自己运转的大部分费用，那么医院就要讲究效益，需要从患者方面收取费用来维持医院的运营，为维持医院的运营就要鼓励医生多开药，多作检查，多开单并多处理手术，而医生同样也能从中获取利益，所以医生似乎安于这种状况。故而有的医生就用市场价值规律来看待自己和患者的关系，把治病看做是利益问题，淡化了医生救死扶伤的天职，为了多创收，甚至使用不符合规格的医疗器械和药品，而置患者的健康和生命于不顾。

三、医生道德意识薄弱

医学专业相关高校对医德教育的重视不够。虽然医生是经过高等医学教育，也接受过思想政治教育，但是，部分人认为只要专业好就行，忽视加强道德品质的培养。此外，现在医学高校的医学专业更多的是注重对学生医学技术上的培养，提高学生的医术。但是医术并不是医生的全部，医德对医生来说也是至关重要的。现在的医学专业，对学生医德的培养欠缺，以至于学生毕业之后，并没有强烈的医德意识，到了社会上以后，就容易丧失医德，做出对患者，甚至对社会有害的事情。

第四章　影响当代中国医患关系和谐的患方因素

医患纠纷是指医患双方对于在医疗诊断过程中的行为认定意见不一致产生的与各自利益相关的一种民事纠纷。随着人们法律意识的提高,医患纠纷的数量逐年增加,如果处理不当还会引发社会深层次矛盾。本章主要从患方角度,通过案例,我们来剖析造成医患关系紧张的因素。

第一节　法律意识淡薄有碍和谐医患关系

医患之间的关系定位虽然不能等同于一般的合同和契约关系,但是医患之间都是平等的法律主体。在发生医疗纠纷之时,患者应该积极配合法律机关进行问题的处理,而不是从情绪出发,简单化处理医疗纠纷,造成更大的矛盾和损失。"上海新华医院1.31事件"即是患者家属法律意识淡薄,将纠纷诉诸不合法的方式,造成了严重的后果。

2011年1月31日,上海新华医院胸外科6名医护人员受伤,其中1人被刺成重伤住院 。

患者刘永华60岁是安徽省阜阳市颍东区老庙镇的农民,于2011年11月28日因风湿性心脏病,先到安徽阜阳市第二人民医院住院治疗。因"主动脉瓣置换术后,手术切口愈合不良,纵隔感染,心功能Ⅲ级",于2010年12月26日经急诊收治于上海新华医院,医院进行积极治疗。2011年1月20日下午,患者突然出现心跳呼吸骤停,医务人员立即进行心肺脑复苏,并于当于下午发出病危通知。1月20日至21日,患者曾出现3次室颤,均及时予以电除颤、胸外心脏按压等治疗后得到好转,但终因病情反复发作,经积极挽救,于2011年1月28日被宣告临床死亡。

阜阳市第二人民医院2009年起和上海新华医院协作,成立阜阳市第二人民医院心脏血科病人分中心。刘永华的手术,即是请新华医院心胸外科主任医师梅举到当地指导并主刀的。阜阳二院手术单上记录的术者是该院的心胸外科副主任医师顾江魁,而梅举则被记作为助手。

刘永华转至上海新华医院进行第二次手术时即2010年12月27日,梅举主任及丁芳宝副主任等8名科室医生对刘永华进行了第二次手术术前的小结与讨论,诊断结果为:主动脉置换术后,手术切口愈合不良,发生纵隔感染。当日,即由梅举主刀进行了胸部切口清创缝合术,术后全麻未苏醒的刘永华带着气管插管回到心胸外科监护病房。其后多日,刘永华持续高烧不退,最终于2011年1月28日因抢救无效死亡。刘永华死后的第二天,其妻子石秀芝带着儿女去跟医院交涉。1月30日早上家属在医院门口打横幅,其后,110出警,没收了横幅,并劝家属冷静。警方答应帮他们去跟医院调解。刘鹏、刘魁兄弟和堂哥、姑父上门诊八楼心胸外科等警方消息,小舅石秀成则在一楼看护花圈。直到下午,刘家还是没等来警方与医院沟通的情况反馈。下午3点半,一些穿黑色长风衣的青壮年下一楼去抢花圈,与石秀成发生冲突。石质问他们是谁?黑风衣答:是医院的人让我们来的。1月31日清晨6点,家属买来毛笔、墨汁和一尺宽两米长的白布条幅,写着"新华医院涉黑"字样继续站在门诊大楼的门口。警察上来收条幅和花圈,家属极力护着,双方僵持了半个小时。"最终辖区派出所的所长出面，答应协调家属再次跟医院谈谈。"刘魁说，家属和十多个警察上到行政楼六楼的会议室,坐等院方前来解释。等到 10 点,刘鹏收不住脾气,上去就踹院长室的门。但无论怎样踹,也没人出来接待,旁边的警察只是劝刘鹏要冷静。接着,刘鹏、刘魁、刘丽及刘红四人转去门诊 8 楼心胸外科,随后便发生了刘鹏捅伤丁芳宝的那一幕。

　　案例分析：

　　2011 年 1 月 28 日,患者刘永华去世,患者家属向院方讨说法,直至 1 月 29 日晚,未见医院给出答复。患者家属就采取了拉横幅、打标语的方式来维护自己的权利,殊不知这样的行为更进一步加深了医患关系紧张的局面。

　　在现实社会中,患者这一群体一般会被认为是弱势群体,这一群体在治疗过程中,他们可能会认为医生服务态度差,医院医疗费用高,患者因为医疗事故死亡还投诉无门等。本案例中,患者家属可能不知道也没有采取正常的法律程序来进行投诉和商洽处理。在患者眼中,由卫生局调解或由医学会鉴定医疗事故,这相当于爸爸管儿子，很难确保公正。所以许多患者通过摆花圈、堵大门等手段来与医院对抗。他们认为,在目前的体制下,患者维权"成本太高,难度太大"。

　　当前,由于医院的市场经济行为,使医患双方彼此间越来越缺乏信任,主要表现为:一是患方对医方的不信任。社会转型时期传统意义上的社会信任遇到了挑战，这种状况也在医患关系中反映出来。譬如,医生的正常检查,从检查措施、诊断、到医生所开的处方都误认为是医方在诱导患方消费,并且认为是医方为了多收费而进行的多余检查。二是由于现行的医疗法律规定:

医患双方在发生医疗纠纷"对簿公堂"时，要求医方举证，医生往往为了保护自己，会增加一些不必要的检查、诊断措施，这进一步增加了双方的不信任。更有甚者，有些患方在就医过程中，带着录音笔、摄像头，将医生的一言一行都录了下来，以便随时"对簿公堂"，还有的患者从一开始就不相信医生给自己开的药方和治疗方案，进而不配合医生进行治疗。

在本案例中，自患者死亡之后，患者家属无法接受，相关报道也称院方一直未给出合理的解释，再加上前期患者在治疗过程中和院方发生过一些误会，譬如：2010 年 12 月 26 日，患者刘永华由阜阳第二人民医院转到手术医生梅举所在的上海新华医院心胸外科治疗，于次日由梅举医生主刀做清创手术。然而刘永华的病情并未有明显好转。后来刘永华一直发烧，刘家多次向医生问原因，均未得到答案。其间他们曾复印病历，本来是想让其他医院的专家帮助看一下，结果院方以为他们可能要打官司。石秀枝说，自此之后，她感觉医生的态度明显冷淡。这就是医患双方相互不信任和产生误解的表现。

我们知道，患方是一个不确定的群体，具有很大的流动性，并且患方的社会背景、文化程度，知识结构、法律意识都不一样，所以部分患者对医学知识一知半解，甚至一点都不了解，同样一件事，有的需要反复解释才明白，而医务人员在繁忙情况下时间是有限的，当时来不及细说而造成误会。再者，患方对医学的风险性了解不够，对医疗工作的特殊性、高风险性缺乏一定的认知，要知道，现代医学水平还达不到包治百病的可能，将来很长的时期内也达不到治愈任何疾病的程度。

现在很多疾病的发病原因是相当复杂的，患者到医院就医时，医生为了找出病因，可能会做很多的繁琐检查，有些患者把这些正当的检查误认为是"过度检查"，认为是医生在诱导自己消费,对医生产生一种敌意情绪,这是医患矛盾产生的一个潜在因素。

医患关系不仅是一种伦理关系,而且是一种法律关系。因此,加强和改进医患沟通,既需要法律的规范和调整,更需要法律之外的正常的、健康的伦理规范来约束。法律规范为加强和改进医患沟通提供了一个普适的框架,是基础,是保障。伦理规范则是在法律基础之上的完善,是提高,是升华。两者缺一不可,共同构成了加强和改进医患沟通的桥梁和手段。

由于医患关系的特殊性,一直以来都是人们关注的热点。媒体作为社会舆论的代言人,对医患关系的形成和发展起着举足轻重的作用。媒体对医疗行业的热心和关注客观地说是一把双刃剑。

自改革开放以来,媒体在维护大众的监督权和知情权等方面发挥的作用越来越大。随着传媒业市场化竞争的日益加剧,各家媒体为了维持和扩大受众面,竞相推出大众感兴趣的热点新闻,已达到扩大市场占有率的目的。他们常常把医患关系理解成为商业流通中消费行为关系,而不考虑医学的风险性和不可预知性,由于公众对医学知识也相对缺乏和对医疗工作高风险和局限性的不理解,媒体过份渲染、刻意炒作,强调患方的弱势群体地位,并带有明显的感情色彩,于是医生成了患者假想中的"敌人"与法庭上的"被告",院方的合法权益和正当权利没有得到应有的珍视,媒体的这种行径对医患关系紧张起了推波助澜的负面作用。同时,少数媒体记者缺乏相应的知识,片面追求所谓"新闻"和"轰动效应",在事实未清之前就过早地不恰当地将"事实"公布于众,甚至连续炒作,肆意渲染。这不但无助于医疗纠纷的公正解决,反而使问题更加复杂化,误导公众,使患者和医务人员形成对立,对医患关系的紧张、医患纠纷的产生起到了

推波助澜的作用 。

回顾上海新华131事件，有不少媒体和网友称："为什么这些家属会闹。是因为，新华医院单方面停药停了两天。因为钱不够，所以你觉得，患者家属能不能这样做事？"媒体等社会舆论的来源在不知道任何事实属实的情况下就发表声明报道，这不仅会影响到患者家属对事实的正确判断，同样也会造成各方面的负面影响。最后经卫生局调查核实，入住新华医院的患者刘某虽欠费2.6万余元，但新华医院从未停药，仍然予以积极救治。

医学科技发展到今天，虽然可以解决许多医疗技术问题，但还不能完全改变人类生老病死的客观规律，这就是医学的无奈。理性对待社会舆论，医患之间相互信任，相互沟通，运用法律武器维护自己的合法权利，也不至于闹出损人不利己的事情。

第二节 基本医疗常识的缺乏有碍和谐医患关系

医学是一门极其复杂性的科学，现阶段医学还不能解决或治愈所有的疾病。因为科技水平和社会因素的影响，在医疗行为中，必然存在着一定的误诊率，某些疾病并发症、过敏反应、医疗意外是随时都可能发生的。因此作为患者，要了解一定的医疗常识，不能盲目认为，自己或家属患病进入医院治疗，就一定得治愈，如果没有治愈，就是医院和医生的责任，医院和医生在这种认知水平下，必然成为众矢之的。这样也就必然造成医患关系的日益紧张。"东莞长安医院816事件"反映了患者基本医疗常识的缺乏，将自我的痛苦报复于医生身上，造成一死一伤惨痛悲剧。

2011年8月16日下午2时许，一名男子冲进东莞市长安医院内科门诊神经内科诊室，砍伤两名医生，其中一名刘姓医生经抢救无效死亡,另一名伊姓医生受重伤。事发后,凶手试图逃跑,被保安人员合力擒住,随后被警方控制。据南方日报 2012 年 9 月 10 日发表的报导称:闯入医院砍医生,凶手一审判死刑。广东省东莞市中级人民法院二审认定该案为非医疗事故,但该院被告医生在诊疗过错中具有一定过错。

　　2011 年 8 月 16 日下午 2 时许,东莞长安医院神经内科医生刘某身中十数刀惨死于就诊室内,在其尸体不远处另一名医生尹某也倒在血泊之中。挥刀砍人者正是该院患者卢德坤,现年 29 岁,陕西省人。2011 年 1 月至 5 月卢因患面瘫前往长安医院医治,不料病情持续恶化,其主治医生刘某建议他去其他医院就诊。随后,卢德坤举债前往陕西、北京等数家大型医院问诊,但病情非但没有好转还花光了借来的 3 万元债务,求医期间卢德坤妻子向其提出离婚。据相关报道推测:"在双重打击之下,卢德坤迁怒于主治医生刘某,认为其病情恶化、家庭破裂是刘误诊所致,遂决定对刘实施报复。"于是连夜坐火车回到东莞,并在案发当天从超市买来菜刀,冲到医院 3 楼的 9 号诊室将刘某砍死。

　　事后有人转述目击者的说法,称一名约 30 岁的男子手持长为 20 多公分的钢制菜刀,趁一名患者刚从诊室内出来的空隙,随即绕过待诊患者冲进诊室,"他在刘主任背后下手,直接朝头部猛砍。"数小时之后,同一楼层的医生在回忆当时目睹的惨景时仍心有余悸,"鲜血撒了一地,刘主任的大半个脑袋几乎不在了。"刘中林的惨叫惊动了隔壁呼吸内科诊室的尹力宏(化名),他连忙跑进神经内科诊室,制止正在对刘中林施暴的卢德坤,但这也是徒劳,已经杀红了眼的卢德坤转而挥刀砍向尹力宏,顿时,鲜血从尹的体内爆射出来。"他的一只手几乎被砍断,仅剩皮肉相连。"除了手上的伤,尹力宏的身体至少还受了 3 处刀伤。

　　行凶的男子很快被其他人发现。医院的多名保安闻讯赶到。

这名男子很快与保安对峙,不停地挥舞着菜刀。其中一名保安赶到事发现场后,操起一只干粉灭火器,打开后对准行凶男子喷射。干粉很快让男子睁不开眼睛。男子从三楼的楼梯滚落到二楼,不能动弹。保安一拥而上,将他控制住。

案例分析:

患者仅在该院就诊一次,仅有一张处方,又没有什么差错,为什么患者会对 7~8 个月前看过的医生下此毒手?医生没有误诊,没有开错药,为何要对医生行凶?该行凶者的诊疗过程,还不止一名医生经手,为何千里迢迢到医院砍人报复?相关的报纸对犯者的犯罪动机也有许多的猜测,大致总结为:拿菜刀只想威胁医生负责;案发时患者精神崩溃;医疗事故导致患者杀人。根据这么多的疑问和动机猜测,从患者的角度,不难分析出在本案例中造成医患关系紧张的原因。

从这个案例中,可以看出,患者认为医生一定能够治好自己的面部痉挛,而且自己也希望被治好,不然也不会辗转到广州、北京多家医院就诊。在治疗过程中,可能医生也没有很好的与患者沟通,说明患者的病况到底是处于一个什么样的情况当中,以致于患者一直对自己的病况处于能痊愈的幻想中,才导致了惨案的发生。面对卢某的暴行,不少人报以轻佻的喝彩,一小部分人认为是"医生活该"。出现这种现象的原因究竟是群众人心开始麻木,还是社会对原本备受崇敬的"白衣天使"丧失了应有的信任?

就表层原因分析来说,少数无良医生破坏了医生的整体清誉,人们一提医生就气不打一处来;往深层次说,这是医患矛盾的呈现,是医疗体制结下的恶果,无论患者还是医生,其实都是值得同情和理解的群体。但就本案例来说,与医疗制度确实存在着或多或少的联系,但没有往这方面来深入分析的必要,因为患者没有与医院进行任何的协商,也没有采取任何一些合法的方式来进行维权,在毫无预兆的情况下,就对主治医生进行了残害。结合现实的情况,目前我国的医疗保障制度还不健全,对部分患者来说医疗保障费用较低,患者承受着巨大的医疗开支。如果在碰上医院医生和护士的态度不好,以及不主动与患者沟通交流,患者又对自己的病况恢复满怀信心,到最后却痊愈不了。

所有患者从踏进医院大门,就都把希望寄托在医生身上,这既是对医生的无比信任,也给医生带来无比的压力和责任,因为医学本省就是一把"双刃剑"。医学研究的对象为复杂人的生理与心理结构,这就决定了医疗行为的高风险职业特征,救命与侵害并存,成功与失败同在。成功与救命带给人们的是健康、是快乐的效果,而失败与侵害则会给患者或亲人留下无尽的生或心理上的痛苦以及经济上的困境。医疗行为的负效应——失败或侵害带给病人的无法弥补的生理损伤与心理挫折感,是导致患者侵犯行为的特异性唤起因素[13]。此外,医患双方道德发展水平与控制水平也是矛盾和冲突的影响因素。它既有治疗疾病的功能,同时又有可能给人身造成伤害的后果。但是许多病人对于临床检查和治疗手段的风险缺乏足够的认识,以为到了医院就进入了保险箱。岂不知科学技术的发展推动生产力发展的同时,也带来一些不可预知的疾病,人际关系的紧张,也带给人类很多身心疾患。医疗技术在探索过程中充满着未知数和变数,医务人员本身的技术也存在差异,即使在医学飞速发展的今天,国内外一致承认确诊率也只有70%左右,各种急重症抢救成功率在

70~80%左右,相当一部分疾病原因不明、诊断困难、甚至有较高的误诊率、治疗无望。医疗对象是千差万别的复杂体,有社会属性,也有自然属性,就是一些常见病、多发病在有些人身上也会出现向复杂性转变的可能,医学科技发展到今天,虽然可以解决许多医疗问题,但还不能改变人们生老病死的客观规律。本案例就是很典型的患者对医生的期望值过高,医患认知之间存在很大的差距,以至于发生这样的惨案。

就本案件而言,是凶手对医学的无知,多地看病未愈所产生的一种心理障碍,最后将首次看病的医生当作靶子发泄。这根本与医生的诊断水平和职业操守无关。

现在医疗纠纷的处理方式主要有三条合法途径,分别是医患双方自行协商、卫生行政机关调解和人民法院诉讼,但是这三种途径在实际操作中均遇到种种困难。

例如医患双方协商解决,往往因医院和患者双方缺乏信任,很难形成一致意见,反而容易将矛盾进一步激化。而在常规思维里,大家通常认为卫生行政部门与医院存在着"父子"关系,因此也质疑卫生行政部门调解的公正性,不愿去卫生行政机关调解。此外,第三种途径受阻则是因为法院诉讼存在着诉讼成本高、时间长等缺陷。对于患者来说,出现了医患纠纷,首先要冷静地分析引起纠纷的原因是否是医疗事故。同时,医疗事故中也存在无过错的情况,所以患方首先要确定医方是否在引起医疗纠纷的医疗行为中存在管理或举措上的失当,并且能提供有效的证据。当患方确认纠纷医疗事故时,应当申请医疗事故鉴定,并且向法庭提供有力的证据证明这次纠纷的起因于医疗事故,责任方在医院方面。

在本案例中,患者没有采取其中的任何一种形式,而是采取这种极端的方式来表达自己的挫折与痛苦。

近年来患者法律意识普遍增强,自我保护意识、维权意识、健康意识、参与意识都在增强,患者的满意度标准也在显著提高,并对人文性医疗服务提出新的要求,不但要求服务的可及性,甚至要求服务的必得性,公平性等。这些都是非常喜人的变化,说明我国公民法律意识、维权意识、公平意识普遍提高,法治社会、法治管理有了较好的氛围。但是,公民法律意识、公平理念还没有达到必要的高度,其表现就是只强调自己的维权,而不注重自律,不注重自己义务的履行和对他人利益的保护,患者在对自己权益维护的同时,没有能够做到尊重医务人员尊严和考虑医务人员权益。无理纠缠医院、殴打辱骂医务人员、"医闹"现象的出现就是最好的例证。

第三节　高额赔偿的诱惑有碍和谐医患关系

无论最初的起因是否因为医方的过错给患者造成了不利的后果,还是医方本无过错,只是患者缺乏医学知识,甚至是无理取闹,医方大都会为了维护良好的公共形象,多半愿意"私了",目的是息事宁人。因而对闹事方提出的高额索赔,都会尽最大的让步妥协,这就给一些素质不高的"医闹"提供了可乘之机。下面福建省南平市 6.21 医患纠纷事件给我们留下什么启示。

2009 年 6 月 18 日,南平市村民杨俊斌患肾病住院,术后因并发症死亡,家属要求医院赔偿,双方大打出手,多人受伤。经当地市政府协调,村民从医院获得赔偿,但医生们选择集体上访。

事情的经过:6 月 18 日上午 8:00,南平市延平区太平镇杨厝村村民杨俊斌,因"泌尿系结石、急性肾功能衰竭"入住南平市第一医院泌尿外科。医生在与患者家属充分沟通并告知术中术后存在风险,患者家属在手术知情同意书上签字

后,于 6 月 20 日对患者施行手术,手术顺利,晚 22:10,患者
突发变症,经抢救无效于 21 日宣布死亡。对此,死者家属认
为院方对患者的死亡应负有责任,当晚就聚集在泌尿外科,
要求院方做出解释,拒不移尸,同时将参与抢救的泌尿外科
主任胡言雨和医师王波扣留在病房,并让其给患者遗体下
跪,并提出高额赔偿要求。医务科长邱磷安闻讯当即赶到现
场,徐尚华副院长随后到达,与死者家属进行沟通。因重症室
内还有其他重病患者,医院要求死者家属将尸体移到太平间
或另外的空余病房内,遭到死者家属的蛮横拒绝。死者家属
要求医院立即赔偿 80 万元,徐副院长回答他们,根据医疗事
故处理条例的有关规定,需组织专家对患者死亡原因进行分
析讨论,由相关部门鉴定在患者诊疗过程中医院是否存在过
错,并视过错的责任程度确定赔偿的额度。死者所在村村长
(自称是死者的表弟)说:“我们是农民,不要跟我们讲大道
理,听不懂,鉴定专家都是你们的人,我们不做这个事,死了
人赔钱就是了!”双方争执不下。6 月 21 日,死者家属殴打了
胡言雨、王波和纠纷发生后赶到的该院医务科科长邱磷安,
并到医院门诊大楼打横幅、摆花圈、烧纸钱,封堵大门通道,
并将 4 名医务人员滞留在死者病房内。同时,该院保卫科干
事江智勇和张旭医生也被扣留在死者遗体旁。

　　21 日起,南平市、延平区两级政府和卫生、公安部门及患者
所在镇、村领导多次协调处理,均因双方在赔偿金额上分歧较
大,协商未果,并发生肢体冲突,双方均有人员受伤。后经多方做
工作,死者家属与医院达成初步协议。政府采取要求医院向患者
支付 21 万元费用的方法平息事态。多名医生不满事件处理结
果,进行集体上访。14 时许,双方情绪激动,再次发生肢体冲突。
患方把泌尿外科所有的物品、医疗用品和器械砸烂。当被困医生

被解救出来退到一楼大厅后，患方20余人手持刀具和棍棒，冲破防暴人员组成的人墙，冲进住院大楼大厅殴打在场的医护人员。之后，患方招来了200多人。公安部门闻讯立即抽调警力，在医院病房大楼前组成人墙，防止双方再起冲突。6月22日，南平市第一医院医务人员听说纠纷的全过程和处理结果后，十分不满。当天下午，20多名年轻医生要到市政府上访，被医院劝阻。来上班的医务人员听说了纠纷的全过程和结果后，纷纷自发到ICU看望了受伤的医生，此情此景，看望的人员伤心落泪。

此次事件就像是一根导火索，引发了医务人员积压在心中多年的恐惧和委曲，他们认为，如果政府再不采取积极的行动，受伤医生的今天就是他们的明天。6月23日上午7时30分，南平市第一医院80余名医务人员聚集到市政府门口集体上访，打出两条写有"严惩凶手，打击医闹"，"还我尊严、维护正常医疗秩序"横幅，要求政府严惩伤人凶手，出台相关措施，确保今后安全的医疗秩序。6月28日晚，该纠纷中3名涉案犯罪嫌疑人向警方投案。29日、30日，警方先后抓获该纠纷中5名涉案犯罪嫌疑人。其中，5人被刑拘，另3人被取保候审。

案例分析：

当前，我国社会的医疗保障体系还不健全，人民的保障水平较低，患者承受着巨大的医疗开支，对于花了巨额医疗费、患者又没有从死亡线上拉回来的家庭来说，无疑是巨大的打击。因此，他们大多数希望医院能够赔偿他们的损失，这就形成了医疗纠纷。通常解决医疗纠纷的正规途径包括：调解、医疗事故鉴定及司法诉讼等渠道。在本案例中，显然患者家属是希望通过调解的方式来进行解决的，但他们提出80万的赔款数是院方所不能够接受的,在这个问题上,双方僵持不下,最后造成了数次的冲突。最终,由政府出面主导医患双方签订了相关协议。

卫生事业本来是社会的福利产业,医疗是它的具体表现形式,然而在我国,由于经济水平还达不到如此理想的状态,相反,随着人们日益增长的卫生需求和医疗制度的改革,医疗费用承担的主体发生了变化,由原来计划经济时的国家负担大部分变成现今个人承担为主,而我国的卫生事业是国家补助为辅,大部分医疗机构都要靠自给自足来满足事业的正常运行,这就出现了一方面医疗部门要有经济效益就必须从患者的身上得到满足,另一方面患者自身的经济又不足以满足医疗费用的过高比例消费,因此会出现两种状况:一是有病不看或缓看,该到大医院正规检查的勉强到小诊所打打吊针,买买药在家自己服用;另一方面就是到医院就医,但由于费用的承担会对医疗效果的期望值过高,或者从自己腰包里掏钱治病,他希望能收到最佳效果,因此当治疗效果与理想状态有偏差时,就会发生医疗纠纷,可以说由于医疗费用承担的主体发生改变是医患关系紧张的最根本根源。

无论是否医方存在过错,患方认为极端的方式,可以将索赔的金额和要求得到最大程度的满足。医方必然维护声誉,患方抓住其心理劣势,闹的越大,把影响造的越大,得到的不当得利可能便会更多。

据本案例得知:死者家属要求医院立即赔偿 80 万元,徐副院长回答他们,根据医疗事故处理条例的有关规定,需组织专家对患者死亡原因进行分析讨论,由相关部门鉴定在患者诊疗过程中我院是否存在过错,并视过错的责任程度确定赔偿的额度。死者所在村村长(自称是死者的表弟)说:"我们是农民,不要跟我们讲大道理,听不懂,鉴定专家都是你们的人,我们不做这个事,死了人赔钱就是了!"光看这位村长的这句话,就两个字概括:胡闹。这个社会是讲求法律、纪律的,看似社会事务纷繁复杂,但却都有一定的规律可循。就本案例来说,患者家属们可能并不懂得通过正规的法律途径来解决问题或是知道途径,但更是知道自己这一方处在弱势地位的时候,就选择采取了这种不理智的行为来维权。这种行为作为一个理智的人来说,是不可取的。在我们深思是什么原因造成医患关系紧张的同时,我们也需要思考,是什么原因,我们的部分患者们法律意识会如此的淡薄?原因是多方面的,有些更是根深蒂固的。

随着社会经济的发展,民众对于自身权利的追求与保护意识逐渐增强,医患关系已经不仅仅是患者及其家属与医疗机构的关系,大量的社会力量介入到医患关系中,有些甚至是黑恶势力,试图从中牟利。而且各地在处理医疗纠纷时不断提升的高额赔偿,更是刺激了这些人借医疗纠纷发财的私欲,致使各种无理医疗纠纷案不断增加。为了谋取物质经济利益,甚至诞生了一个畸形行业—医闹。他们有专门的人组织,有专门的人联系,有专门的人来策划,他们目的非常简单和直接,就是为了钱。这样的"医闹"团体往往和出现了医疗纠纷的患者家属相互利用,或是在医院门前聚众静坐,或是在医院里拉起横幅要求赔偿,严重的就将死者或者伤者抬到医院门诊大厅扰乱就诊秩序。在医疗纠纷当事人获得了医院的赔偿后,他们再与其分红。有相当一部分医患之间的纠纷,医院根本没有过错,都是一些情理当中的事情,可患者及其家属还是会东找西告,有的还对医务人员进行威胁辱骂,甚至大打出手。医闹一种以侵害医方正当权利来谋取利益的行为,最终会损害整个医疗行业的发展前途,损害患者集体的利益。首先,医闹的出现和现在的有组织出现,必然造成医院在对待疑难病症上的推诿；其次，为了减少个人的风险，医生必然在病人诊断上更多的借助医疗仪器，将加大患者的医疗开支；再次，将可能被某些本来就居心叵测的人所利用，引发更大的医患对立，最终受害的还是患者；最后，医闹最严重的危害在于，他们希望患者越痛苦越好，希望医疗事故越严重越好，并非真正为患者考虑　。

建 设 篇

第五章 加强制度建设是构建和谐医患关系的根本保障

医患关系作为一种最基本的社会关系，已普遍受到人们的关注，它随着社会制度的变更及医学模式的发展，不断发生新的变化。医患之间，和则两利，伤则两害。医患之间的关系本应该是和谐的、融洽的，应该是一种共同面对疾病的"战友"关系。但是，我国近年医患纠纷频繁发生，医患冲突呈急剧上升的趋势，医患之间的关系也日益紧张。当前不和谐的医患关系让社会各方都不满，正在严重冲击着医疗卫生事业，已成为一个重大的社会现实问题。医患之间愈趋紧张的关系的形成实质上是多种因素共同作用的结果，不是某一主体或某一方面的原因所能涵盖的，这里有政府职能的缺失、有政策制度的阻碍、有相关法律的缺陷，也有社会认识水平的滞后等等原因。这决定了调解医患关系不可能单纯依靠个别法律制度，而是应当提升到构建和谐社会的战略高度，从多个角度、运用多种机制系统地加以解决。因而，我们要看到构建和谐的医患关系是一个系统、长期的工程，涉及医疗服务的内外环境，需要从宏观与微观角度采取建设性的措施。

制度是指要求一定的组织成员共同遵守的行为规范。制度是用来调节组织关系，指导组织（社会）生活，规范组织行为，维持组织（社会）秩序的保障。制度在规范社会行为、促进社会发展的影响中更带有根本性、全局性、稳定性和长期性。邓小平同志曾指出："我们过去发生的各种错误，固然与某些领导人的思想、作风有关，但是组织制度、工作制度方面的问题更重要。这些方面的制度好可以使坏人无法任意横行，制度不好可以使好人无法充分做好事,甚至会走向反面"。从现实情况看,紧张医患关系的出现表面上是人的素质和交流的问题，是医疗技术处理的问题,但深层次的原因是我们医疗卫生制度存在问题。一方面由于制度滞后或缺失，我们无法降低患者就医的经济成本和心理成本，无法制止医院的逐利行为，无法根本上防范医患纠纷的发生;另一方面,医疗体制和管理机制缺乏可操作性,使一些制度执行起来弹性很大,容易变形走样。此外相关政策措施不到位,使得一些医疗制度在缓解医患关系之时成为摆设，难以发挥其应有的效力。然而,任何制度的建立都有一个不断发展、完善的过程，其内容和形式要随着新的形势、新的实践而不断丰富发展。在当前我国经济社会发展条件下,我们必须通过借鉴国外医疗卫生制度的经验,反思我国医疗卫生制度改革的失败,建立起具有中国特色的医疗卫生制度,从根本上促进医患关系的和谐发展。

第一节　国外医疗卫生制度的经验启示

医疗卫生体制改革和创新是一个世界性的问题。各国在结合自身国情、推进本国医疗改革时,形成了一些具有共通性的经验。通过对各具特色的医改模式比较和分析,我们可以更加全面而又深刻地认识医疗体制改革,可以获得一定的启示。根据国家与市场关系的调整，世界各国医疗体制基本上可分为政府主导型(英国、加拿大等国为代表)、市场主导型(美国为代表)和政府与市场结合型(德国、新加坡等为代表)三种,各种模式各有其优势和不足。认真分析和概括这些国家医疗体制变迁的经验与教训,探索各国医疗体制改革的特点和共同取向，发现医疗体制改革与发展的一般趋势,对于进一步完善医疗体制改革理论,形成具有中国特色的医疗卫生制度建设路径,有着重要的理论和实践意义。

一、政府主导的全民免费医疗卫生制度

在以英国为代表的少数发达国家实行的是政府提供全民的医疗服务,财政包揽全部的医疗费用,只存在极少量的私立的医疗机构。作为世界上第一个实现工业化和社会福利化的国家——英国,其医疗卫生服务在整个社会政策框架中占据主导地位。二战后英国工党上台执政,开始推行"从摇篮到坟墓"的福利国家政策。1948年,英国政府正式颁布"国家卫生服务法",宣布建立国家卫生服务制度(National Health Service,简称NHS),由国家统一管理医疗卫生保健事业,取代了20世纪初建立的国家健康保险体制。同时医疗机构实行国有化,医疗及护理人员成为国家工作人员。在NHS体系中,政府具有几重角色:既是卫生服务的提供者,又是卫生服务的购买者和管理者。政府通过国有医院,直接向国民提供免费医疗服务,直接控制医疗服务的市场准入。与此同时,医院的投资、财务会计、服务价格、医院医师聘用及其工资和医疗服务行为等,都是政府直接管制的对象,都被纳入到政府计划管理之下。在医疗保健领域,英国设立了二级管理体系,社区医疗系统为社区居民提供广覆盖的医疗保健;城市内按区域设立全科诊所,为区内居民提供诊疗服务和私人保健医生;城市内设有规模大、水平高的综合性全科医院,全英医疗卫生机构均为政府所有,统一受卫生部全权管理,经费来源亦来自政府的公共财政拨款,其比重占整个城市医疗经费的85%,其余15%则来自于医院开设的特殊高级病房和提供的特殊护理,以及以病家支付私人医生的费用等。

加拿大也实行由政府主导的全民免费医疗卫生体制。加拿

大联邦政府 1984 年颁布了"加拿大卫生法案",首次从法律上对医疗卫生制度的内容、功能以及联邦政府和地方政府的责任和权利,作出了明确的定义。加入医疗保险后的公民和永久居民会办理"健康卡"(一张带有照片的医疗磁卡),健康卡可在加拿大全国使用,政府统一管理,即联邦政府负责拨款,监督地方的服务,务求维持全国有统一的标准。在受保范围、受保人资格和手续等方面,加拿大各省医疗保险的范围略有差异。尽管具体规定略有差别,各省医疗保健制度保障每个公民都能享受最基本的医疗保险,包括看医生、住院、化验检查等服务。加拿大联邦政府对药品价格实行严格的管理办法,成立了药品价格审查委员会,直接制订和指导地方政府管理药品价格。所有处方药价格由政府制订,其中专利药品价格由联邦政府制订,非专利药品价格由地方政府管理,非处方药价格通过市场竞争形成。

从英国、加拿大的具体医疗体制中,我们可以归纳出这种政府主导的全民免费医疗卫生制度的主要特点:一是医疗卫生服务具有鲜明的社会福利性质,没有商业化的倾向;二是医疗机构绝大多数为公立,政府负责管理;三是公民的基本医疗花费由政府承担。

二、市场主导的医疗卫生制度

美国人把医疗服务和卫生保健视为产业来发展,美国的医疗卫生制度充分体现了其市场经济的自由色彩。在美国,70%的医疗卫生服务是靠市场提供的,政府承担不到 20%,而且主要是承担老人和穷人等社会弱势群体提供医疗保障。医疗卫生市场的中介机构和行业自律组织在医疗卫生事业的发展中起着至关重要作用,政府往往通过相应的法律制度规范以间接方式对医疗卫生事业进行调节。美国医院管理日趋社会化。随着医院集团的兴起,医院管理社会化明显。一方面,医院的功能从以"诊疗为中心"扩展到提供预防保健、社区基础医疗、康复、家庭护理等多种服务,不断向社会延伸。另一方面,医院的人事、后勤等管理全部实行了社会化,医院领导及其他管理人员由医院集团总部聘任,医院技术人员聘任要根据医院的经费预算,医师以年薪计算,护士、勤杂人员均按小时支付。美国医疗体制大体上有以下特征:一是办医自由。美国政府只审查医疗机构办医资质的合法性,而对于办医的营利与非营利的行医宗旨则全面放开。二是各类慈善机构和政府出资兴办各种福利性的医疗机构。这类医疗主要是为军人、老病者、穷困失业者服务。政府对这类医院实行全额免税政策。三是基本上实行"管"与"办"分离。办医者并不直接管理医院而是委托专业的各类医院管理公司,对医院进行全面的经营和管理。政府一般不对涉及公共资金以外的医疗服务价格、服务数量、医院和医师的投资与财务会计、市场准入等进行直接经济管制。四是美国的医疗保费由企业和员工共同承担。政府提供的免费医疗保险是美国的社会保险福利之一,超过贫困线的人就没有权利享受这种免费的医疗服务,大部分人都要参加医疗保险,美国法律规定医疗保险费用由企业主和劳动者分别承担。

三、政府与市场结合的医疗卫生制度

德国是世界上最早实施社会保障制度的国家,拥有相对发达和完善的医疗保险体系。德国的医院有三种形式:公立医院、非营利医院和私营医院。从数量看,公立医院占主导地位,其次是非营利医院,私营医院数量不多。按照官方统计,2003年在全国2197家医院中,按床位数量计算,公立医院占53.7%,非营利医院占36.3%,私营医院占10%。德国的康复机构与护理机构的情况与医院类似,以公立和非营利为主。德国现行医疗保险体制以法定医疗保险为主、私人医疗保险为辅。德国几乎所有国民

都被接纳到医疗保险体系中，其中约90％参加了法定保险，约8％参加私人保险。德国的医疗服务市场是由私人诊所、各类医院、患者及其医疗保险机构组成。其中的提供者和购买者分离比较清晰。医疗保险机构作为患者的代理人与医院之间是合同关系。医疗保险机构根据医院的服务质量和服务水平，确定合理的支付方式为患者选择医院，购买医疗服务，既可以促进医院之间的竞争，也可以在一定程度上改变患者的被动地位。民众和企业则根据保险机构的保费及其所选择医院的情况选择保险机构，也在一定程度上促进了保险机构之间的竞争。德国医疗服务事业中涉及医疗服务各层面自治与非政府的管理机构很多。有代表保险机构的法定保险机构联盟（AOK）、代表医院的医院联盟（GMA）、代表医生的医生联盟（DKG）以及代表公众的工会组织等。与英国、北欧等政府指导的全民医保制度不同，德国的各种社会性的非政府组织在医疗服务监管中的作用非常重要，有关机构不仅是相关群体或组织的利益代表者，也是行业管理和行为规范的组织与实施者。在德国，政府不直接对医疗服务质量实施监管，而是通过保险基金会来依法进行管制。基金会依照政府规章制度要求医院采取管理措施保证医疗服务的质量。如果医院不合作，对医院的补偿就会相应减少。同时，还成立了质量监督委员会，对医院的临床诊断和治疗过程进行评价，要求这些服务必须经济而又有效。

　　新加坡政府高度重视卫生领域的投入，实施了一套由保健储蓄计划、健保双全计划和保健基金三部分组成的覆盖全民的医疗卫生体系。新加坡的医疗服务体制既不是完全的公立医院垄断机构，排斥市场，也不是由赢利性医院一统天下的市场机构，产生过度竞争，而是一个政府、社会、市场三方共建型组织机构。新加坡政府鼓励私人和社会团体自愿开办医疗机构，对医疗领域不设准入门槛,鼓励竞争并保护竞争,既不给予非营利性医院以任何的特殊优惠政策,也不给予营利性医院各种限制,让患者充分拥有自由择医的权利。 新加坡的私人诊所、综合诊所、社区医院、综合医院、专科中心等医疗网络健全完善,分工明确,运转平衡良好。新加坡建立了由私立医院、社区医院主要提供初级卫生保健服务,综合、大型医院主要提供大病诊治服务的两级医疗网,实行"双层双向转诊"制度。在新加坡,数量众多的私人诊所、社区医院主要负责基础性医疗保健服务,居民患常见病、多发病及慢性病一般多在这些医院进行诊治。除急诊外,患者原则上要就近先到社区医院或私人诊所就医, 较难治疗的疾病才转入大医院。为鼓励患者到社区医院首诊,向社区首诊后再转入大医院的患者提供 10%~20% 的优惠,而对于直接到大医院首诊的患者则需额外加价。这一制度有效地分流了大医院的病人,控制了医疗费用,同时也确保了医疗服务资源的合理分配和使用。

四、国外医疗体制的启示

(一)明确政府在医疗体制中的角色

从发达国家的三种医疗卫生制度来看, 政府在医疗体制中的角色必须明确,既不能过于主导,包揽一切,也不能完全交由市场来调控医疗卫生服务。通过对上述各国情况的分析,可以发现,英国与美国分别代表了政府职能力度最强与最弱的两极,其他国家则分别居于这两极之间, 而德国与新加坡恰好处于坐标系的中间位置。

政府全盘包揽医疗管理与服务已经很难实行。这种模式有几种弊端:首先,医疗需求不断膨胀,政府财政压力越来越大。英国这个老牌资本主义国家,二战后的福利国家政策,实行全民免费的医疗保障。自 1985 年以来,医疗费用大幅度上升,政府财政压力越来越大。英国政府财政捉襟见肘,被迫进行市场化的改革。

(二)管理部门效率低

实行政府统一集中管理,使得医疗卫生服务模式单一,不能体现地方特点和居民社会经济状况。医疗管理部门在实际工作中也缺乏有效的指标体系来进行监督与评价。另外,官僚主义的惰性与专业性垄断结合在一起,产生了一种对居民卫生保健需要反应迟钝的结构。第三,医疗机构服务效率低。从卫生服务方面来看,由于医生领取的是政府发放的固定工资,少有与工作态度和工作数量及质量挂钩,导致积极性不高,不愿意主动提供医疗保健服务。由此出现了医生消极怠工,医患关系紧张等一系列的社会问题。

但是,政府职能缺位,由市场来主导医疗体制的运行也会造成很多问题。　因为现代经济和社会体系日渐复杂,政府作为公共权力机构,不仅要负责管理和调控这个复杂的机制顺畅运行,而且还是维护社会公平公正的主体。政府从公共财政支出医疗预算来服务于民,这无疑是政府作为公权的主要职能之一。另外政府基本职能发挥不充分,必然会使医疗制度的公平性降低。美国过度市场以及营利性质的医疗管理机构,医疗活动中的道德风险和逆向选择行为严重。再加上保险公司以盈利为目的,导致医保费用的门槛很高。2009 年的数据显示在美国没有医疗保险的人数达到 4630 万。

(三)积极建立社会性管理机制

从国外成功的经验来看,政府应积极促进社会资本进入医疗卫生市场。他们都在积极地探索和运用力图通过医疗保险组织结构的再造和保险支付机制的改革,来强化或优化(而不是弱化)社会性管制,从而使得其医疗保险制度和社会性管制比以往显得更为有效。单靠政府财政托起整个社会卫生事业的框架是不切实际的。因此,政府必须积极看待市场的作用,积极拓展投融资渠道,创新投融资模式,鼓励各种社会资本共同兴办医疗事业,鼓励社会其他组织来管理医疗卫生事业。从德国医疗卫生制度的介绍中我们可以看到, 德国的医疗卫生体系中有许多行会组织和自治组织,这样使得其所有政策的形成及调整,都是在相关各方充分协商和讨论的基础上完成的,有广泛的公众参与,各个群体的利益都能够得到比较充分的表达, 利益关系也能够大致实现平衡。某些社会组织还可以形成社会监督,与政府监管形成有效互动与相互补充。社会监督的形式多样,其中较具代表性的形式便是保险公司作为患者的整体代理人,同医院、药品生产流通企业等多方利益主体所展开的关于药品价格与医疗服务价格的谈判。另外国外的医疗保险制度已经走向成熟,企业、个人、保险公司之间可以形成一定的互动。国外的医疗保险基金交由社会办理,鼓励社会民间资本进入医疗机构,,私立的医疗机构可以与公立医疗机构形成竞争,促进医疗质量的提升。应该指出的的是,社会性组织的出现和壮大,对于西方国家医疗制度的完善起着重要的作用,在一定程度上反映了社会的诉求。同时,社会性组织因为其非政府的性质使其能够很好地协调医疗体制运行中的矛盾,如医生与患者的冲突,医院与政府机构的矛盾等等。

(四)正确处理医疗和药品的关系

各国的医药流通体制由于国情的不同而不同, 但从国际经验上看,大多数国家的成功经验均显示出医药分开的特点。实行"管"和"办"分开,让医药公司或医疗保险基金顺应市场需求,规范操作,既有利于以利润为趋向的医院,也有利于为患者提供良好的服务和公平的价格,构建双赢体制。医疗和药品分开,独立运作,避免医生和药品提供者"强强联手",黑箱操作,从多开处方、开高价药中谋取腐败收益。国外的患者通过医生开出的处方去药店购药,因此药店成为药品销售的主渠道。因此,医药就不具备垄断地位,价格水平也就与市场价格保持一致。这既能有效避免医患信息不对称所带来的药品销售的垄断,有效控制医药费用的不合理上涨,又能够有效地提高药品配送的专业化水平,提高流通的效率,进一步降低药品价格。

第二节 我国医疗体制改革的反思

上世纪 80 年代,我国开始了经济体制的市场化转型,医疗体制改革也随之艰难推进。1992 年我国将经济体制改革的目标确立为"建立社会主义市场经济体制",包括医药卫生体制在内的各项社会事业必然要进行适应市场经济体制的改革。随着行政事业体制改革和国有企业的改革,过去的城市公费医疗和劳保医疗等保障制度难以适应新的市场经济体制,而广大农村实行联产承包责任制以后,农村合作医疗也失去了原来的体制支撑。同样,伴随改革的深化,公共卫生体制、药品流通体制、医疗服务管理和运行体制等各种医药卫生体制也需要进行适应市场经济体制的改革。二十多年的医疗体制改革,我们在取得成绩的同时,也产生了不少如"看病难""看病贵"、医疗卫生服务公平性差、医患关系紧张等诸多问题。2005 年国务院发展研究中心在《中国医疗卫生体制改革》研究报告中明确指出:"目前中国的医疗卫生体制改革基本上是不成功的"。这一结论宣告我国一直推行的市场化方向的医疗体制改革的失败,同时促使社会各界反思失败的原因。

一、市场失灵

"市场失灵"是中国医疗卫生体制改革失败的一个重要原因。多年来中国医改的商业化、市场化违背了医疗卫生事业发展的基本规律。医疗体制改革中的"市场失灵"有两方面的含义:一是指医疗服务的某些固有特征与市场存在矛盾。经济体制改革开始以后，传统的医疗卫生体制受到了严重冲击。面对这种现实，我们对医疗卫生服务的公共产品和准公共产品的属性缺乏认识，对医疗卫生事业改革的特殊性缺乏清醒的认识，片面地认为市场化是医疗卫生体制发展的唯一方向，企图通过鼓励创收来实现医疗服务机构的自负盈亏，这就偏离了医疗卫生服务于社会、服务于人民的大目标。医疗卫生事业发展的合理目标应当是以尽可能低的医疗卫生投入实现尽可能好的全民健康结果。对于中国这样的发展中国家，只有选择成本低、健康效益好的医疗卫生干预重点及适宜的技术路线，才能实现上述目标。在商业化、市场化的服务体制下，医疗卫生服务机构及医务人员出于对营利目标和自身经济效益的追求，其行为必然与上述目标发生矛盾。医疗卫生的普遍服务性质，决定了它必须能够及时满足每一位患者的需要。因此，医疗卫生服务体系本身必须是多层次且布局合理的。商业化、市场化的服务方式不仅无法自发地实现这一目标，而且必然导致医疗服务资源在层次布局上向高端服务集中，在地域布局上向高购买力地区集中，从而使医疗卫生服务的可及性大大降低。改革开放以来，中国大城市的医院密集程度和拥有的高端服务设备数量已经达到了西方发达国家的水平，而广大农村地区则还是处于了缺医少药的状态。二是中国的"市场"本身存在某些缺陷。正常的"市场"，或者说在发达的市场经济体制下运作的市场，绝非人们想象中的杂乱无章的市场，也不是有些人所认定或批判的完全自由放任的市场，而是由众多制度安排(游戏规则)所治理的市场 。中国的问题在于，各种必要的制度安排在市场化过程中要么缺失，要么错位，没有形成良好的市场机制，没有形成公正公平的竞争环境，自然不能有效地进行医疗卫生资源的有效配置，最终导致市场失灵。

二、政府职能缺位

在医疗卫生体制改革中，市场机制与政府职能的发挥是各有所长、优势互补的。市场机制的实质是权力与责任的分散化，通过"看不见的手"，在医疗卫生资源和服务配置中发挥基础性协调作用。但是，我国的市场机制本身还不完善，无法避免市场失灵，而且市场具有滞后性、盲目性等缺陷，在市场中排除公平法则，不能使我国医疗卫生资源自动趋向公平分配，不能使人民群众的医疗卫生需求自行趋向满足。因此，在市场无能为力或产生较多负效应的领域，必须要求政府发挥职能作用，承担起行政的职责，弥补市场调节的缺陷。我国医疗体制改革过程中的政府缺位现象比市场失灵更为严重。在现实生活中，我们的期望是政府能够办好市场办不好的事，结果却是政府不但没有补救市场失灵，反而降低了社会效益，这是政府职能缺位的表现。随着医疗服务领域市场化和商业化的推进，政府没有充分认识到医疗卫生服务的公共产品属性，没有认识到医疗卫生服务是一项社会政策，忽视了医疗卫生服务的公平性、公益性。政府主导医疗卫生体制改革片面地遵循经济体制改革的思路与模式，通过追求效率来减轻国家财政负担。在过去的医改中，政府实行"放权让利"的财政包干制，政府财政收支占 GDP 比重急剧下降，结果导致公共卫生支出占 GDP 的比重也一路下滑，政府对公共卫生的投入严重不足，对公立医院也没有建立比较好的补偿机制。因此才会出现医院多开药、多检查、不合理治疗、分解收费等自我补偿行为。在过去的医改中，政府也未能及时建立完善而公平的医疗社会保险制度。上世纪 90 年代之后，政府开始对医疗保险制度进行改革，但并未建立与逐步完善覆盖全社会的医疗社会保险制度，同时政府对城乡之间、在城镇不同群体之间的医疗卫生资源分配缺乏监管，使老百姓的医疗费用成本越来越高，使

"看病贵""看病难"成为严重的社会问题。

第三节 加强医疗卫生制度建设的主要措施

完善的医疗卫生制度是构建和谐医患关系的根本保障。通过前面的分析可知,中国医疗卫生制度出现了不少矛盾和问题,必须进行深入、彻底的改革,才能够满足广大社会公众的需求,跟上中国经济社会发展的步伐;必须在结合中国自身国情的基础上,广泛地借鉴和吸收国外发达国家医疗卫生体制的经验,建立健全具有中国特色的医疗卫生制度。党中央和国务院已经深刻洞察了中国医改中的问题。2009年4月《中共中央国务院关于深化医药卫生体制改革的意见》和《国务院关于医药卫生体制改革近期重点实施方案(2009-2011年)》的发布,标志着新医改正式拉开帷幕。新医改的出台使中国医疗卫生制度的进步发展有了新的希望。我们依据中央新医改的具体意见和精神,比对国外医改的经验和我国具体国情,必须加强医疗卫生制度建设,构建和谐医患关系。

一、完善医院补偿机制,保持公立医院公益性

在建设社会主义和谐社会过程中,要实现医患之间和谐的目标,国家和政府的基础支持和保障是最重要的物质条件。公立医疗机构由政府直接举办,其基本职能是提供公共卫生服务、基本医疗服务以及部分非基本医疗服务。此类机构不得有营利目标和行为,收支要严格分开。如前所述,由于政府补偿机制不完善而出现了医院要盈利以补偿政府投入不足造成的亏缺,要改善这种状况,加大政府投入是非常必要的。加大政府的财政支持可以使公立医院回归公益性,使医疗机构可以不必将经济压力转嫁于医务人员,有助于减少医方的社会角色冲突感。由此,医

务人员可以专心于医疗行为,不必扮演"药品经销员"这一不为人喜的社会角色,减少医患之间的矛盾和冲突。2012年卫生部等部门联合印发了《关于做好2012年公立医院改革工作的通知》,要求试点城市以破除以药补医机制为重点,进一步推进"四个分开"等体制机制综合改革。《通知》表示2012年所有公立医院改革国家联系试点城市均要探索采取调整医药价格、改革医保支付方式和落实政府办医责任等综合措施和联动政策,破除以药补医机制。将公立医院补偿由服务收费、药品加成收入和财政补助三个渠道改为服务收费和财政补助两个渠道。严格考核基本医保药品目录使用率及自费药品控制率等指标,控制或降低群众个人负担。因此只有加大财政对医疗卫生事业的支持,从根本上保持公立医院的公益性,对医院的运营方式、补偿机制进行彻底的改革,才有可能真正破解医院在创收、盈利的旗帜下所形成的一系列问题。通过加大政府财政支出,逐步建立与服务数量和质量挂钩的投入补偿机制,借鉴服务量单位的绩效评价方法,客观反映医院、科室及每个工作人员的服务量,突出对医院与医务人员绩效考核制度,将评价结果作为核定政府投入的重要依据。以此为出发点,应该加大医务人员收入的岗位工资比重,应该将工作数量、成本控制和医疗质量等纳入绩效工资的考核,使医务人员工资与医院的社会功能挂钩,淡化对医生的经济刺激,体现医院公益性。合理安排对公立医院人才队伍培养、重点学科建设和中医事业发展的投入,补助承担政府指定的公共卫生服务支出;积极推动建立医保经办机构与医疗机构的谈判机制和购买服务的付费机制,通过谈判确定服务范围、支付方式、支付标准和服务质量要求。完善对公立医院基础设施建设投入,优化公立医院资源配置;全额保障公立医院离退休人员经费需要,以减轻公立医院运行负担。

我们也应该看到，我国政府卫生投入占卫生总费用的比重较低。中国卫生统计年鉴的相关数据显示，以 2009 年为例，卫生总费用中政府投入仅占 24.7%，不仅远低于发达国家 75% 的平均水平，也低于发展中国家 55% 的平均水平。中央关于深化医改的意见明确指出，公立医院的公益性质需要强化政府责任、加大财政投入来保证，要逐步提高政府卫生投入占卫生总费用的比重，凸显政府在公立医院改革中的主导地位。因此，要建立持续稳定的财政保障机制，建立相关的法规或制度，强化对财政卫生投入的约束，确保公立医院补偿机制改革的顺利推进。为了保证政府财政投入的稳定，必须改进各级财政的预算制度，对公共预算中的医疗卫生科目实行分账管理，禁止任何形式的相互挤占和挪用。调整中央政府财政支出结构，增加医疗卫生支出，切实增加中央财政设置专项预算科目用于补贴落后地区的医疗卫生费用，加大对经济落后地区的经济扶持力度，缩小地域之间卫生服务水平差距，使广大群众共享医疗体制改革的成果。2012 年卫生部印发了《"十二五"期间卫生扶贫工作指导意见的通知》，《通知》指出要加大卫生扶贫工作力度，拓宽工作范围，构建长效机制，推进贫困地区卫生事业跨越式发展，努力提高贫困地区人民群众健康水平。《通知》明确了新一轮卫生扶贫工作的地域范围，要求在确定卫生项目、安排专项资金、制订专项规划时，要充分考虑贫困地区区域发展与扶贫攻坚的特殊情况，努力做到普遍支持的政策和项目，对贫困地区予以重点支持；先行先试的政策和项目，在贫困地区先行试点，予以优先支持；同时，结合贫困地区卫生工作实际需求，积极协调有关部门争取设立具有针对性的卫生扶贫项目，予以特殊支持。继续加大卫生基础设施建设、公共卫生项目、深化医改等工作的专项资金转移支付力度，认真落实中央在贫困地区安排的卫生基础设施建设项目取消县以下(含县)以及西部地区连片特困地区配套资金等优惠政策和措施。

二、建立多层次医疗保障体系,增强医疗卫生服务的公平性

人类无法避免各种疾病的发生,而且随着人类社会的发展,新的疾病种类还在不断增加。正是由于疾病危害的广泛性、普遍性和不可避免性,医疗保险及其他社会化的医疗保障制度,逐渐成为许多国家社会保障体系的重要组成部分。医疗保障制度是社会保障制度的重要组成部分,完善医疗保障体系是解决看病难问题的重要环节,是保障公民健康的前提,是构建和谐医患关系的稳定器。

对医疗保险制度的需要是全体社会成员的共同需要,反映全体社会成员的共同利益,因而它是一种公共需求。政府必须提供这方面的公共物品即基本医疗保险制度,扩大基本医疗保险的覆盖面。新医改方案要求,在三年内利用不同的医疗保险体系将城乡全体居民的90%以上纳入基本医疗保障制度,即建立健全城镇职工医疗保险、城镇居民医疗保险和农村合作医疗保险三大体系。做好城镇职工基本医疗保险制度、城镇居民基本医疗保险制度、新型农村合作医疗制度和城乡医疗救助制度之间的衔接。

充分发挥商业健康保险在保障体系中的补充功能和保障范围上的替代功能,形成多层次的医疗保障体系。社会基本医疗保险在制度设计的时候主要考虑的是人们普遍的共性需求。商业医疗保险,则是指个人为自身患病时可以获得一定保险金补偿或相应卫生服务而进行的一种人身保险。现实中,个体的健康风险有很大的差异、有多样化的对健康保险的需求,而满足这些多样化、差异化的需求恰恰是商业健康保险的强项,因此商业健康

保险可以成为补充保障的主要提供者。商业健康保险在满足人民医疗保障需求方面，发挥着越来越重要的作用。医疗保障制度与商业健康保险密不可分，特别是在中国医疗保障快速变化的背景下，商业健康保险发展经济、社会、金融环境基本具备，面临难得机遇。在确保基金安全和有效监管的前提下，积极提倡以政府购买医疗保障服务的方式，探索委托具有资质的商业保险机构经办各类医疗保障管理服务，鼓励企业和个人通过参加商业保险及多种形式的补充保险解决基本医疗保障之外的需求。

三、完善基层医疗卫生服务体系，建立双向转诊制度

在有关医患纠纷的报道中，我们有这样的感受：紧张的医患关系在大城市大医院特别明显。这是因为承担居民基本医疗保健服务的基层医疗卫生服务体系的作用还没有发挥好，没有对患者进行分流性的引导，使很多患者一生病就涌向大医院。以湖南湘雅附二医院为例，医院现有在岗正式职工 3337 人，编制床位 3500 余张，但其医院门急诊量已逾 200 万人次（2011 年），这就大大超过了医院的承载力。大量患者涌向大医院，会造成医疗资源的浪费，使很多真正患有重大疾病的人得不到及时、有效的就诊，并且也使大医院的医生每天超负荷地工作，让医生很难在紧张的工作环境中保持愉悦的心情，让医生很难对每位患者做到细致的检查。目前很多城市居民在地市级和省级医院就诊的比例过高，社区卫生服务机构就诊的比例偏低。我国居民就诊流向不合理是当前医患关系紧张的重要原因之一。

基层医疗卫生服务体系的完善及其作用的发挥可以大大缓解综合性大医院的接诊压力。2009 年 8 月 13 日，卫生部部长陈竺在全国社区卫生工作会议上指出，我国人口众多，将长期处于社会主义初级阶段，随着城市化、老龄化进程的加快以及医学模式的转变和人民生活水平的改善，我国城市医疗卫生服务体系

面临着新的挑战。发展社区卫生服务,是我国在深入总结多年医疗卫生体制改革与发展经验的基础上,从医疗卫生事业发展规律和广大人民群众的要求出发,采取的有效促进群众健康的服务方式。

2006 年 2 月国务院下发了《关于发展城市社区卫生服务的指导意见》,提出了实行社区卫生服务机构与大中型医院多种形式的联合与合作,建立分级医疗和双向转诊制度。2007 年国家发改委、卫生部已经印发了《中央预算内专项资金项目社区卫生服务中心建设指导意见》,对社区卫生服务机构建设标准、设备配备、建筑要求等作出了明确的规定。新医改实施以后,国家高度重视基层医疗卫生服务体系的建设,大力发展农村医疗卫生服务体系,完善以社区卫生服务为基础的新型城市医疗卫生服务体系。2011 年卫生部办公厅关于印发《社区卫生服务机构绩效考核办法(试行)》,对社区卫生机构的工作和发展提出更为细化的要求。2011 年,卫生部启动创建示范社区卫生服务中心活动,各地积极响应,取得了良好的效果。同时,卫生部要求要充分发挥示范社区卫生服务中心的引领带动作用,继续加强社区卫生服务体系建设,巩固和完善社区卫生服务机构运行新机制,加强机构管理,完善服务功能,转变服务模式,提高服务质量,促进社区卫生服务健康、持续发展。医改三年来,我国基层医疗卫生服务体系建设显著加强。覆盖城乡的基层医疗卫生服务网络基本建成,基层医疗卫生机构软硬件都得到很大改善,基层服务网的功能逐步显现。基层医疗卫生机构的诊疗人次比改革前增加8.43 亿,增长了 28.5%。"小病在基层,大病去医院"的就医新秩序正在形成。

但是我国基层医疗卫生服务体系建设中长期存在的问题有:卫生费用投入不足、城乡差异巨大;基层医疗卫生服务人员结构不合理、素质水平有待提高;民办医疗卫生服务机构不能有效补充基层医疗卫生服务体系等。相关研究和国外经验表明:实现医院和社区卫生服务机构的双向转诊, 有利于促进卫生资源的合理配置, 提高卫生资源的有效利用率, 促进病患者合理分流,减少就医的盲目性,推进医院与社区卫生服务机构的分工合作,加快社区卫生服务的可持续、高质量发展;充分利用社区卫生服务可以提供的医疗保健服务不断满足居民大量的基本医疗需求,使卫生服务供求关系趋于平衡,尽快形成以"小病在社区、大病进医院、康复回社区"为目标的就医新格局。同时,这种互动不仅可以真正实现区域内的卫生资源优化和畅通的双向转诊机制,而且可以缓解医院过高的诊疗压力,使医院可以从经常性的"大医院治小病"等状态中解放出来,真正集中精力开展危急重症、疑难杂症的诊疗工作,并结合临床开展教育、科研工作,从整体上快速推进我国卫生事业的向前发展。然而由于我国不同地区的经济发展水平、卫生资源配置、不同社区卫生服务机构管理体制以及相关工作人员的观念等条件的差异, 很多地区社区卫生服务机构与医院双向转诊还存在问题,主要表现在三个方面:第一,有效监督考核手段还未形成,双向转诊缺乏长效机制。第二,对全科医学认识不足和服务水平不高,重医疗、轻预防现象十分突出。第三,对医院支援社区卫生服务机构的机会成本补偿不足, 导致医院与社区卫生服务机构建立双向转诊关系的主动性和积极性不足。因此今后在健全双向转诊制度中,我们要建立公立医院之间、公立医院与城乡基层医疗卫生机构的分工协作机制。城市一级、部分二级医院应根据区域卫生规划改造为社区卫生服务机构。公立医院通过技术支持、人员培训、管理指导等多种方式,带动基层医疗卫生机构发展,使公立医院改革与健全基层医疗卫生体系紧密配合、相互促进。同时要以满足社区居民医疗卫生服务需求、维护社区居民健康为目的,在保证患者安全的基础上,明确转诊过程中社区卫生服务机构与医院的责任划分,通过双向转诊合理分流患者,加强全科医生和专科医生分工合作,在医院和社区卫生服务中心(站)设立双向转诊办公室,作为社区卫生服务中心与医院双向转诊的协调机构,保证卫生服务的连续性、综合性、可及性,最大限度减轻患者的经济负担,缓解"看病难、看病贵"问题。

四、完善医疗责任保障体系,建立医疗风险控制与调节机制

医学是一门经验性很强的科学,医疗领域中充满着未知数和变数。国内外一般承认,即使在医学科技飞速发展的今天,医疗确诊率仅为 70%左右,急危重症的抢救成功率也只在 70%—80%之间徘徊。可以说在医疗诊治的过程中,不可避免要出现误诊、漏诊。在现有的医疗技术和人类的知识水平下,人们还无法完全避免医疗诊治中的事故发生。面对医疗现实中的事故,仅仅依靠医生和医院去抗拒风险是很不够的。因此,要建立风险分担机制,分散风险和化解损失。在医疗事故处理中,可以借鉴责任保险分散责任之功效,推广医疗责任保险,使损害赔偿社会化,转化风险与风险赔偿机制,以有效避免受害人不能获得赔偿的风险。医疗责任保险 可以有效化解医疗风险,保障医患双方合法权益,可以弥补现行医疗损害责任承担方式的不足,有效减少解决医疗纠纷的交易成本,为医方、患方、保险人三方之间的合作创造有利条件,并且可以实现医方产生的外部社会成本内部化。从医患双方的关系看,医生或患者如果没有加入参加医疗责任保险,发生医疗损害与医疗事故之时,医患之间的关系的利益是对立的,是一种非合作的"零和博弈"。患者在医疗事故中所受到利益损害,必须从医生和医院那边获得补偿,医生和医院只能

无选择地承担起患者利益的对立角色。当医方参加医疗责任保险后,医患双方对于医疗损害责任的分担会有较为准确的预期,医方通过购买医疗责任保险将赔偿责任转移至保险机构,保险机构与患者在法律的规范内进行赔偿的协调。这样就可以将医生或医院从对立的医患关系中挣脱出来,专注于具体的医疗诊治。通过这种保险制度,使得医疗机构、医生之间进行了间接的合作,将高额赔付风险在不同医疗机构、医生之间进行了分散。

国家通过建立医疗卫生保障制度,缓解了患者"看病贵"的问题,从经济上对患者进行了较为全面的支持。但是,我国缺少针对医生和医院的保险制度,没有建立多层次的医疗责任保障体系。近年来,高发的医疗事故已然成为广受社会关注的问题之一,防碍医患关系的和谐发展,损害患者权益,既关系到人民的基本就医安全,也关系到我国医疗卫生体制改革的整体效果。医疗责任保险是公认的分散医疗执业风险同时又能保障病人权益的最佳手段。但在我国,这种先进的责任保险却未能发挥其应有的作用。1989 年,中国人民保险公司广西邑宁县支公司从当地发展的实际需要出发,提出了仅在本地适用的医疗责任保险条款,这是我国最早出现的专门医疗责任保险。1999 年云南、深圳、北京等地开始进行医疗责任保险业务的试点。2000 年中国人民保险公司才正式推出商业保险公司的全国性医疗责任保险保单。2007 年,官方的指导性文件《关于推动医疗责任保险有关问题的通知》出台。相比国外成熟的医疗责任保险制度,我国医疗责任保险的发展正处于起步阶段。我国医疗责任保险存在很多问题,还无法形成多层次的医疗责任保障体系。当前我国医疗责任保险制度存在的问题有: 医疗责任保险领域缺乏相关法律法规来规范;政府对医疗责任保险重视程度不够;医疗责任保险处理程序不够完善; 保险公司经营医疗责任保险面临众多不确定性;医疗责任保险产品单一,保险公司的专业力量不足;医疗机构和医生对购买医疗责任保险的意识不强等。

　　面对现实中的这些问题,我们需要采取有效的措施,建立起多层次的医疗责任保障体系,应对好各类医疗风险。第一,建立医疗责任保险人抗辩制度。在责任保险中,患者对被保险人请求损害赔偿的,保险人有为被保险人的利益,承担对受害人的赔偿请求进行抗辩的义务,成为与患者协商赔偿的直接接触方。医疗责任保险抗辩义务的履行涉及调查、协商、诉讼等多个环节,所以需要保险人设立专门的组织进行这项工作。组成专门的抗辩机构是建立医疗责任保险人抗辩制度的基础。抗辩机构内部需要设立完整有序的职能部门,负责处理各阶段的各项抗辩事务,保险人抗辩义务得到及时、有效地履行。在我国,医疗责任保险起步晚,医疗责任保险人抗辩制度基础薄弱。必须有相关的法律规范作保障,要在保险法中明确责任保险人的抗辩义务,创设医疗责任保险专门法。国家应尽快健全和完善医疗责任保险的相关法律,做到有法可依。政府可像推行机动车第三责任保险那样,在全国范围内强制推行医疗责任险和特殊医疗损害保险,将其纳入法制管理轨道,从而彻底实现全行业风险。同时要处理好医疗责任保险人与被保险人存在的利益冲突。医疗纠纷发生后,保险人的抗辩义务要转化为立即通知被保险人的义务,不能独自做决定,以保证与被保险人之间的利益平衡。保险人要确保在被保险人自行抗辩的时候,能够负担其支出的抗辩费用。第二,推广国家强制医疗责任保险。医疗责任保险的实施主要有两种方式:国家强制医疗责任保险和自愿保险。我国多数医院的规模小,经济效益低,医疗机构赔偿能力严重不足,在发生医疗事故后这部分医院由于无力承担赔偿责任,直接影响到受害人损害赔偿要求的实现,受害人往往得不到充分的救济。这迫切需要通过一定立法确立医疗机构法定投保义务，建立强制医疗责任保险制度，以充分发挥医疗责任保险在保障患者合法权益、防范医疗纠纷方面的作用。另外，医疗机构及医务人员因为各方面的社会因素的影响，对责任保险作用的议事不强，而不愿意购买医疗责任保险。因此为了充分保障患者的切身利益，帮助医方分散医疗风险，应大力推广国家强制医疗责任保险。此外，在推行强制医疗责任保险之时，要避免形成垄断的医疗责任保险的市场，不要过于干预医疗责任保险条款设计、费率水平，排斥其他商业保险公司的对医疗责任保险制度的补充与完善。国家在推行强制医疗责任保险之时要考虑医院的业务收入、人员构成、过去的赔偿经验、未来发展趋势等因素，对于有能力抗御风险的医院，应该尊重其自主选择风险管理模式。第三，发挥商业保险公司的作用。保险公司作为商业性的市场主体，比较能够适应市场规律，适应客户需求，其在产品创新、风险控制、争议处理、再保险等各个环节都可以有很大作为，在调解、诉讼阶段，保险公司也有能力帮助医院做出最优选择。商业保险公司可以开发一些非医疗事故的医疗过失责任保险产品，并在医疗责任保险之外附加医疗意外保险，保险公司还可以开发合适的医疗机构场所责任保险，与医疗责任保险配合销售。这些产品与既有的传统的医疗责任保险形成一系列连贯服务，由医疗机构根据自身特点和需要有选择性的购买。我国目前通行的医疗职业风险等级划分存在着落后、不合理、不科学等瑕疵，严重影响我国医疗责任保险的发展。商业保险公司要合理划分医疗职业的风险等级，在此基础上科学计算医疗机构应该承担的保险费。医疗责任保险开展难的重要原因是商业保险公司缺乏综合法律、保险、医学的复合型人才，因此商业保险公司要优化理赔人员队伍的组成，要在理赔部门配备专门的法学、医学人才；商业保险公司要加强在职人员的培训,完善员工的知识结构,使其熟悉医疗责任保险业务。

五、加强医疗卫生法制建设,维护医患双方合法权益

医患关系是一种比较特殊的社会关系,它是医疗制度建立的基础,同时也是法律制度介入的承载点。医患双方的关系尽管有其特殊性,但医患双方依然应定位为法律关系。现实中的医疗纠纷都涉及到相关法律问题,涉及到医患双方利益的维护。加强医疗卫生法律的建设,形成医疗卫生法律体系,对于构建和谐医患关系有着积极的意义。

(一)完善医疗卫生领域的立法

从我国目前的医疗卫生法律体系来看, 存在立法缺失及立法不完善的现象。目前我国医疗卫生领域的法律、法规有《执业医师法》、《医疗机构管理条例》、《医疗事故处理条例》等,但这些法律、法规对于处理现实医患纠纷,调节医患关系则过于笼统。当前,由于医疗行为的复杂性和专业性以及我国现有的法律、法规中尚没有一部专门的法律以医患关系作为调整对象, 应尽快制定一部医疗卫生基本法来统一各项医疗卫生单项法规。制定一部法律效力位阶较高、内容统一的《医事法》,有助于避免医疗纠纷单项法律法规之间出现冲突, 以解决目前法律适用混乱的问题。这一部专门法律应明确调整医患关系、处理医疗纠纷的基本原则和适用范围、规定了医方和患方的权利和义务,为解决医患纠纷搭建一个平台。除此之外,还应对现行有关医疗卫生的行政法规、规章、司法解释和政策文件进行统合,调整完善既有法律,使其统一。法律介入医疗活动的目的是实现医患双方权利的平衡和利益的协调,在法律制度设计上,既要保护患者的利益,也应兼顾到医学行业本身的特点,如医学科学的局限性、医疗行业的高风险性,对于医疗机构及其医务人员的合法权益,也要保护。在依法维护患者权益的同时,医务人员合法权益的保护不可

偏废，因为如果没有医务人员合法权益的保护就不可能有患者合法权益的保护。如果法律只是单方面保护患者权益，而要医疗机构承担无过错责任，不对医务人员权利的保护进一步规定，就可能给医疗机构强加过重的负担，限制了医务人员工作的积极性和创造性，最终受损害的还是患者的切身利益，从这个意义上来讲，兼顾医患双方的利益最终也是为了保护患者。但如果过多的强调医务人员利益的保护，又可能导致医务人员的责任心下降，伤害患者利益。在医疗卫生领域的立法活动中要将医疗纠纷、医疗事故引起的不良后果与普通民事纠纷引起的损害赔偿加以区别，从刑事、民事、行政法规的统一性角度进行针对医患关系的立法，提高其法律效力的等级。法律必须具有稳定性，这样才能有权威性。但法律也不能一成不变，它必须要适应社会、经济、文化和政治的发展需要。只有这样，法律才能及时有效地调控复杂的社会关系，才能适应发展变化了的客观实际，促进社会发展，维护社会稳定。因此，在立法过程中要综合考虑各方面社会因素对现有的医疗卫生法律的影响，及时作出调整和修正。

（二）重构医疗纠纷鉴定制度

医疗纠纷不同于其他民事纠纷，其最大的特点在于它的专业性。因此，医疗纠纷的处理，不论是行政处理还是民事审判，通常需要借助专业性的鉴定。在医疗纠纷案件处理中，医疗纠纷鉴定结论往往成为左右双方胜败的决定性证据。为解决医疗纠纷中对医学问题鉴定，国家先后出台了诸多行政法规、行政规章和司法解释。因为在实际的裁判中具体应如何适用法律、鉴定程序应如何启动以及鉴定结论应如何认定等依然没有一个统一的标准和可供遵循的依据。由于缺乏统一的医疗纠纷司法鉴定制度，致使法院在医疗纠纷案件的审理中对于应该委托谁鉴定、如何进行鉴定、对不同鉴定结论的效力应如何认定等，往往都感到十分棘手。

医疗纠纷司法鉴定的正确与否是正确认定案件事实和对案件作出裁判的基础和关键。2003年最高人民法院于下发了《关于参照<医疗事故处理条例>审理医疗纠纷民事案件的通知》，正式确立了医疗纠纷诉讼中医疗事故技术鉴定与医疗纠纷司法鉴定并存的二元化鉴定体制。在现实医疗纠纷诉讼中，这种鉴定体制造成了医患双方新的矛盾。作为患方通常要求委托法医鉴定机构进行司法鉴定，而医方则一般主张委托医学会进行医疗事故技术鉴定。对于法医的监督结果，医方会认为不专业。因为临床医学是一门经验性很强的学科，并且发展很快，专业分科越来越细。法医虽然有医学知识和临床操作经验，但不可能保证其对各科室都有十分细致的了解。对医疗行为如疾病的诊断治疗方法是否恰当、手术时机选择是否恰当等专业问题的分析判断，是需要在医疗机构和医学科研教学机构中具有丰富临床经验的专家才能胜任的。因此，法医能否承担医疗纠纷鉴定的任务，仍在理论与实践中争论不休。对于医学会的鉴定结果，患方会认为不诚信。医学会的性质是医疗行业的协会，大部分人员来自医疗机构或其相关行业，把医疗纠纷问题交由医学会鉴定，难以保证专家在鉴定时从个人感情和行业利益上考虑，难免会偏袒和保护医院的利益和医生的信誉，其中立性难以保证，将鉴定变为"自我鉴定"。

我国已有的二元化的医疗纠纷司法鉴定制度在鉴定机构方面存在的问题：没有法定统一的医疗纠纷司法鉴定机构以及鉴定机构的中立性、独立性难以保障；在鉴定人方面存在的问题：对鉴定人的资格及管理缺乏明确规定，鉴定人难以保持中立性，没有体现鉴定人的法律义务；在鉴定程序方面存在的问题：对纠纷当事人的权利缺乏保障，医疗事故鉴定材料的审查主体和程序不明确,医疗事故鉴定专家组别的确定缺乏可供操作的规范,合议制无法保证鉴定结论的客观性、科学性,鉴定结论的质证、认证缺乏专家意见的辅助等。现行的医疗纠纷鉴定制度存在的一系列问题,要求我们改进和完善医疗纠纷鉴定体制。具体地说,就是要司法行政机关统一管理医学会的鉴定组织和鉴定人,明确鉴定专家的责任,完善鉴定的启动、材料审查等程序,改进鉴定合议制度、完善鉴定结论的内容和形式,借鉴国外经验建立专家陪审员和专家辅助人制度,使医疗纠纷诉讼更加高效、公正,真正构建起和谐的医患关系。

(三)坚持司法公正

在医疗卫生活动中,人们之间不可避免地产生这样那样的矛盾和冲突。在寻求不同的解决途径和方法的过程中,最终由司法机关依法做出最终裁决成为把握社会公正、化解医患纠纷、和谐医患关系的一道有力屏障。司法权不但为社会排难解纷,甚至掌握着对涉案公民生杀予夺的重要权力,影响着人类社会的每一个角落,维持着公众对司法不偏不倚之信心。相比于行政而言,司法更加强调程序的中立性和价值追求的公正性。司法独立是法治社会的基本要求,同时也是实现公正走向正义的必经之路。在处理医患纠纷时,法院司法权的行使,必须不受行政机关和立法机关的干预,公民个人或非国家机关的社会团体更不能干预。当然,立法机关可以通过立法手段及对法官的弹劾权对司法机关予以监督。另外一个司法机关的司法活动不受另一个司法机关的干预。法院上下级关系只是审级关系,上级法院除依上诉程序、调卷令等有关程序对下级法院的审判行为予以监督外,不得干预下级法院的审判。但是,由于长期的封建"官本位"思想的影响,我国司法体制的行政化现象十分突显,法院处理医患纠纷的一些要环节上没有按照司法审判的一般规律行使司法权,反而是借用行政工作方式处理案件、管理审判工作,从而抹杀了审判活动的特点,使司法公正受到极大影响。

司法公正是以司法机关的司法活动为载体的,当有了良好的司法独立的外部制度,全体社会成员也服从审判结论时,司法者便是公正与否的决定因素了。法官作为居间中立的裁判者,应严守中立的立场,具有高度的自律精神,在每个医疗纠纷审理中,法官始终代表着宪法与法律的尊严,严格依法审判是其天然的职责,而绝对不能偏袒其中任何一方当事人,更不能充当某些利益的代理人。值得强调的是,当前一些医患纠纷中,通过媒体舆论报道讨论所形成的民意,对法院的审判工作会造成一定的影响。法院和法官要合理看待舆论的效应,通过公正的审判,引导舆论,教育大众。司法除了要求独立和中立外,还要完善对司法的监督。

“一切有权力的人都容易滥用权力,这是一条千古不变的经验”。司法权也不例外。要保证司法公正,司法监督就尤为重要。在医疗纠纷的法律处理中,除了传统的法律的监督、人大的监督、媒体的监督以外,还要积极发挥社会第三方组织的监督,吸收医生行业协会组织的意见,完善司法监督机制。

健全司法案例指导制度。医疗纠纷形成有着复杂的社会因素,涉及社会的许多方面。医患关系也是一对难以精确量化的法律关系,从我国现有的法律出发,是不能完全找到专门的对应法条的。然而,现实中一些具有典型代表并裁决合理的医疗纠纷案例案,是法官司法经验和智慧的结晶,是法官不断超越、递进式发展其司法能力的阶梯,也是下级法院和后继法官正确处理案件的资源宝库,对于法官处理医疗纠纷案件却有着重要的借鉴意义。案例指导制度深刻揭示了我国法律统一适用的客观规律,有效地整合了司法资源,体现了对既往司法经验和智慧的尊重。

因此,建立起案例制度,可以弥补制定法的不足,为法官审理案件提供借鉴和指导,今后凡有类似事实的案件可参照相关判例进行判决,以达到同样的案情有同样的处理结果,从而提升法院司法的统一性,确保审判的公正与效率。医疗卫生司法审判中,某些案件的案由、违法事实或情节危害等方面有相似之处,将一些典型案例遴选出来作为范例,其他同类案件可以根据相似案件进行裁定。这样既可避免司法部门错误适用法律,使法官自由裁量权合理化,有利于各类复杂的医患关系的和解,增加医疗卫生领域司法的公正性和公平性。

(四)加强医疗卫生领域的执法力度

近年来,医患之间的纠纷越来越多,有很多纠纷因处置不当而酿成恶性暴力事件,严重影响医疗卫生事业的发展。分析起来,医患纠纷背后虽然有许多社会原因,但就医疗纠纷本身来说,我们必须在规范执法行为的基础上,加强医疗卫生领域的执法力度,严厉打击违法犯罪行为,提高法律判决的执行效率。

在医疗纠纷案件的执法过程中,我们执法机关首先应该端正执法态度,明确执法理念。通过开展深入的法制宣传教育,促使行政执法人员转变思想观念,清除官本位思想、特权思想等封建专制意识的影响。在执法中的执法人员懈怠、推诿不作为,会对患者的权益造成极大的损害,使患者的损失不能得到很好的补偿,在某种程度上,正是因为执法人员的不作为,促使一些患者采取不合法的方式进行报复。因此执法人员的消极行为极大地损害了执法机关在公众中的形象,造成患者对整个公权力和法律的不信任。执法人员在执法中,执法不严,徇私枉法,不能秉公处理医患之间的纠纷,也会使医患双方担忧将纠纷诉诸法律的成本,而转向其他的方式"私了",助长某些不法行为。作为执法人员要增强依法办事的自觉性,做到自我约束,抵制各种歪风邪气的侵袭,确保秉公执法,文明执法。

在医疗纠纷案件的执法过程中，要改进和完善执行工作中各项内部管理制度,确保医疗纠纷的判决得到及时地执行,保障患者的权益。实行执行案件流程管理制度,详细规定案件在执行期限内的流程管理,对各执行环节所用时间做出明确限定。由第三方人民调解委员会牵头成立监督委员会,除对执行期限进行监督,对案件进展情况进行催办外,并对执行案件质量进行评查,确保执行的质量。

在医疗纠纷案件的执法过程中，我们执法机关要严厉打击"医闹","暴力袭医"等违法犯罪行为。广东省卫生厅统计,2006年1月至6月半年间,全省各级医院发生"暴力索赔"事件200件,其中90%的患方试图通过聚众围堵医院、砸烂医疗设备、殴打工作员来达到赔偿目的。当前医疗纠纷不断攀升,而且在性质上愈加恶劣,并且出现专门以扩大医疗纠纷事态,从中牟利的组织或个人—医闹。正是此种背景下,卫生部、公安部联合于2012年4月30日发出《关于维护医疗机构秩序的通告》,明确警方将依据《治安管理处罚法》,对医闹等予以处罚,乃至追究刑责。近年,多桩医生被砍乃至被杀的案件,警示人们紧张、对立的医患关系,给医患双方的都是痛苦,医务人员和患者之间不应存在"强与弱"主之分,在法律面前是平等的主体,医务工作者的相关权益也要得到保护。因此公安机关不能以"同情患者遭遇为由,不能因为医疗纠纷的特殊性而对医闹者的"医闹"行为姑息放纵,牺牲医务人员的合法权益,而是应加大对医务人员的保护力度,切实履行卫生部和公安部相关通告。

一旦发生"医闹"事件,公安机关应及时行使其执法职能,迅速予以干预、平息、制止,防止因"医闹"事态进一步扩大而造成人生损害和扰乱公共医疗秩序等不良后果。公安机关应坚持公正执法,在法律框架内解决医疗纠纷,对那些以暴力胁迫、威胁恐吓、伤害医务人员或医疗机构而扰乱正常医疗秩序的行为及时果断地予以依法处理,确保正常的医疗秩序及医务人员的人身安全不受侵害。针对那些具有破坏性或破坏性极强的打、闹、砸行为应按照《治安处罚法》、《刑法》予以严惩,根据"医闹"的破坏程度给予警告、罚款、拘留等行政处罚或追究其刑事责任,让患方认清事件的严重性,意识到自己的行为是触犯法律法规,维护我国法律的严肃性和权威性。从目前我国实际情况看,保护医务人员,和谐医患之间的关系虽是一项长期而又艰巨的任务,但是只要执法机关严格执法,规范好执法行为,广大患者会树立起尊重法律、依法解决医疗纠纷的意识。

第六章 加强医院管理和建设是构建和谐医患关系的核心

　　加强医院管理和建设是整个医疗卫生体制改革的核心环节,所有其他体系的建立和配套政策的落实,都依赖医院管理的创新和相关方面的建设。由于原来按部就班、惯性运作的管理现状和发展模式已经不能再使医院进步, 所以加强医院管理和建设是积极应对卫生改革与发展中无法回避的矛盾和问题的需要。加强医院管理和建设就是要在政府职能转变的条件下,面向社会,适应医学模式的变化,以医院履行公益性职责为方向,以病人为中心,以质量为核心,实现医院社会效益最大化。构建和谐的医患关系是社会对医院的要求。医院管理模式和发展情况直接决定了医疗服务提供的质量和效率, 关系到人民群众的身体健康,与人民群众的切身利益息息相关。因此,医患关系的和谐与否与医院的内部管理和建设是分不开的。构建和谐医患关系的系统工程中,医院的管理和建设是核心举措。

第一节 加强政府监管,规范医院行为

　　医疗服务的特殊性在于: 医疗诊治直接关乎人的生命和健康,医患之间信息严重不对称。为了防止医院利用自己的优势地位来诱导需求、谋取利益,规避责任,以降低患者的就医风险,必须加强对医院的监管。监管是政府有组织的强制性行为,即通过

法律、行政法规或其他行政手段,使社会个体和组织的行为服从公共目标。我国医疗卫生事业是政府实行一定福利政策的社会公益事业。这一性质决定了政府要在医疗卫生领域承担起重要的监管责任。然而,当前医疗纠纷频发、医院发展不合理的现实说明政府监管明显落后于现实需求,政府加强对医院的监管已经成为当务之急。国务院下发的《2011年公立医院改革试点工作安排》中明确指出,要加强卫生行政部门全行业管理职责。所有医疗卫生机构均由卫生行政部门实行统一规划、统一准入、统一监管。强化卫生行政部门医疗服务监管职能,加强医疗服务监管能力建设。

当前,政府必须对危及或者可能危及公共利益、公共安全的方面加强监管,保证社会公众利益和公共安全。加强医疗服务行为、质量安全和医疗卫生机构运行监测监管,完善机构、人员、技术、设备的准入和退出机制,依法实行全行业监管。针对近年来个别地方出现医疗机构设置审批不严格,校验不及时、监管不到位的情况。为进一步加强医疗机构设置审批和校验工作,2012年《卫生部办公厅关于加强医疗机构设置审批和校验工作的通知》要求地方各级卫生行政部门要严格按照《医疗机构管理条例》及其实施细则、《医疗机构设置规划》、《医疗机构基本标准》、《卫生部关于医疗机构审批管理的若干规定》、《医疗机构校验管理办法》及相关规定,严格医疗机构设置审批和校验管理。政府作为社会公共利益的代表,要运用市场机制的办法,通过决策作用、服务作用、法制规范作用、宣传教育作用等方式加强对医院的监管,为医院确立科学发展理念,既要把政府部门的积极作用发挥出来,又要把医院自身的积极性调动起来。卫生行政部门要加强对公立医院功能定位和发展规划。严格控制公立医院建设规模、标准和贷款行为,加强大型医用设备配置管理。控制公立医院特需服务规模，公立医院提供特需服务的比例不超过全部医疗服务的 10%。健全财务分析和报告制度，加强公立医院财务监管。建立健全公立医院财务审计和医院院长经济责任审计制度。公立医院是中国医疗服务体系的主体，是体现公益性、解决社会基本医疗、缓解人民群众看病就医困难的主体，政府的相关管理部门必须严格按规划的要求对公立医院的公益性进行检查、考核，做好公立医院公益性评审评价工作，构建公立医院公益性评价体系，科学、规范地评价公立医院是否实现了公益性及实现的程度（如下图 A）。2012 年卫生部下发了《关于做好 2012 年公立医院改革工作的通知》，通知就提出了要建立健全对公立医院的绩效考核制度。国家层面制订意见，指导建立以公益性为核心的公立医院绩效考核体系，体现医院服务能力、运行绩效、患者满意度等，将考核结果与院长任免、奖惩和医院财政补助、工作人员平均收入水平等挂钩，促进医院持续改善服务、提高效率。政府主管部门要严格控制医院的医疗费用的过度上涨，对医疗机构的虚假欺诈行为进行处罚，要制定切实可行的药品、医疗器械价格统一制度，打击以药品、医疗器械为载体的商业贿赂行为。各地卫生行政部门要在认真总结药品和高值医用耗材集中采购工作经验基础上，针对当前医疗器械采购工作中存在的突出问题，研究制定和完善有关制度、实施办法，从制度上、机制上进一步规范医疗器械采购行为，确保医疗器械集中采购工作顺利实施，取得实效。同时在各医疗机构中实行单病种限价治疗政策，并积极开展便民利民医疗活动，减少人民群众的看病负担。

　　政府主管部门在加强对公立医院的监管同时，也要对非公立医院进行引导和管理。《国务院办公厅关于转发发展改革委卫生部等部门关于进一步鼓励和引导社会资本举办医疗机构意见的通知》(国办发〔2010〕58 号)强调坚持公立医疗机构为主导、非公立医疗机构共同发展,加快形成多元化办医格局,是医药卫生体制改革的基本原则和方向。《通知》要求引导非公立医疗机构规范执业,严禁非公立医疗机构超范围服务,依法严厉打击非法行医活动和医疗欺诈行为。规范非公立医疗机构医疗广告发布行为,严禁发布虚假、违法医疗广告。建立社会监督机制,将医疗质量和患者满意度纳入对非公立医疗机构日常监管范围。发挥医疗保险对医保定点机构的激励约束作用,促进非公立医疗机构提高服务质量,降低服务成本。非营利性医疗机构所得收入除规定的合理支出外,只能用于医疗机构的继续发展。对违反经营目的、收支结余用于分红或变相分红的,卫生部门要责令限期改正;情节严重的,按规定责令停止执业,并依法追究法律责任。

　　加强医疗质量控制中心建设,推进同级医疗机构检查结果互认,是医疗质量管理与控制体系建设的重要组成部分,对于有效利用卫生资源,提高诊疗水平,规范诊疗行为,改进医疗服务,促进合理检查和合理诊疗,降低患者就诊费用,强化患者对深化医药卫生体制改革切身感受具有重要意义。2009 年 6 月,卫生部部印发了《医疗质量控制中心管理办法(试行)》,对全国省级以上医疗质量控制中心的规划、设置、考核、管理等作出了明确规定。各地按照《办法》有关要求,结合当地实际情况,积极推进医疗质量控制中心建设和管理工作,在规范诊疗行为,提高诊疗水平,保障医疗质量和医疗安全等方面发挥了积极作用。2010 年卫生部办公厅印发了《关于加强医疗质量控制中心建设推进同级医疗机构检查结果互认工作的通知》,要求各级卫生行政部门积极创造条件开展各专业医疗质量控制中心建设和管理,推进同级医疗机构检查结果互认,促进医疗质量管理与医疗技术水平的提高。《通知》指出省级卫生行政部门要继续按照卫生部《关于医疗机构间医学检验、医学影像检查互认有关问题的通知》

(卫办医发〔2006〕32号)有关要求,根据辖区医疗机构实际状况,合理确定开展检查互认的项目。

政府部门应转变对待公众的传统心态,相信民众有足够成熟的辨别能力和应变能力,加强对服务信息的采集发布和传播,建立健全信息网络,提高市场透明度,定期向社会公示医院的基本情况。新医改以来,卫生部不断推进院务公开工作,将医院院务公开作为医疗机构管理的一项基本制度,要求医疗机构重点公开患者看病、住院过程中最关心、最担心、最需要解决的热点问题,包括医疗服务流程、医疗服务信息、医疗服务价格信息、医院收费信息、医患沟通信息和行风建设情况等信息。2008年卫生部制定了《院务公开目录(试行)》和《医院向内部职工公开的信息目录》,包括医疗服务、服务告知、服务价格及收费、对医院内部职工公开的事项等。2009年12月,卫生部印发了《医疗机构院务公开监督考核办法(试行)》,建立了统一的监督考核机制。2010年,卫生部经过广泛征求意见和深入研究,制定下发了《关于做好深化医药卫生体制改革形势下院务公开工作的通知》,要求各地在以前工作的基础上,紧密围绕医药卫生体制改革,持续推进院务公开。包括及时公开改善医疗服务的措施,公开医疗服务重要环节的服务目标和要求,公开涉及职工利益的改革措施和重要事项等,并注重将院务公开工作引入基层。通过这一系列的举措,医疗卫生系统院务公开工作的透明度不断提高,切实保障了人民群众的知情权、参与权和监督权等权利,提高了医疗质量和安全,推进了医院科学管理,促进了医患关系之间的和谐发展。公立医院公益性考核指标体系见图5-1。

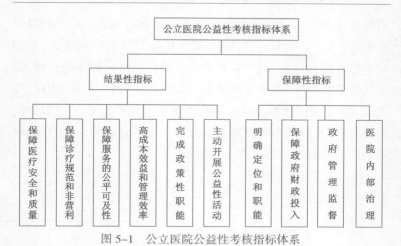

图 5-1 公立医院公益性考核指标体系

[图片来源:董云萍公立医院公益性评价及其运行机制研究,华中科技大学
博士学位论文(2010)]

第二节 创新内部管理,优化医疗服务流程

　　医院的医疗服务流程是否方便,反映了医院的管理水平和
服务质量,直接决定患者的就医感受,耗时而又繁琐的就医程序
是导致患者不满的导火线,高效、便捷的就医流能够缓和患者的
忧虑。从就医流程来看,传统的医院格局、就医路线、部门设置、
职能划分都是以方便医院管理为出发点进行设计的, 没有从方
便病人的角度进行考虑,存在诸多需要改进之处。因此,创新医
院内部管理, 优化医疗服务流程是满足人民群众看病就医的要
求,是医药卫生行业健康发展的需要,是服务医改大局的需要的
重要内容,是构建和谐医患关系、树立卫生行业良好形象的重要
举措。多数医院门诊就医流程多年来深受"三长一短"(即患者挂
号、缴费、取药候诊排队时间长,医生问诊时间短)现象困扰(数

据见表 5-1）。门诊流程是医院流程中的核心流程。必须摆脱传统思想的束缚,优化门诊流程,充分挖掘门诊医疗的潜力,合理安排患者就诊过程,减少患者非必要的等候时间和往返劳顿,提高门诊工作效率,改善服务质量。针对挂号、分诊、检查、治疗、住院、出院、结算等繁冗、耗时医疗服务流程对医疗服务过程中的方便程度、服务效率和就医感受所产生的不良影响,必须创新医院的内部管理,优化医疗服务流程。

表 5-1　患者挂号、缴费、医生检查、取药时间表

调查项目	挂号	检查	缴费	取药
人数	303	280	295	272
平均等候时间(分钟)	36	30	32	30

门诊就诊各环节平均等候时间表(以重庆某医院为例)

（图片来源:向勤等.门诊就医流程优化效果分析,《解放军医院管理杂志》2012 年 3 期）

一、实行"一站式"分诊服务

在医院门诊大厅设立导诊服务台,由相关科室的护士担任对病人的就诊需求进行初步研判,对患者讲解相关注意事项,解决初诊患者和疑难患者分诊困难等问题。通过导诊台分诊,可快速、准确引导患者到相应诊区挂号就诊,减少患者因盲目挂号而引起的退号、换号等问题,保证挂号、就诊的准确率,使患者得到及时、正确的医治。

二、实行预约诊疗服务

公立医院实施预约诊疗服务,是坚持以病人为中心,构建和谐医患关系的内在要求。2009 年卫生部要求所有三级医院都要开展预约诊疗服务。二级医院也要逐步开展这项工作,同时也对推动公立医院开展预约诊疗具体工作进行了部署,要求医院采取多种形式公开并定期更新门诊诊疗科目和节假日的值班安排,包括医务人员的出诊时间和专业,以方便群众选择预约和就

诊,要将预约诊疗服务工作与病案管理工作结合起来,逐步运用信息技术,为病人提供优质预约服务。近年来,各地在开展预约服务工作之时,在电话、短信、网络、现场预约等形式的基础上,各地还积极拓展方便群众的新途径。

三、实施"一卡通"

"一卡通"简化患者看病活动过程,减少患者排队次数,缩短看病时间。病人可自助挂号,在自动挂号机手按触摸屏即可实现自主挂号,自动打印。在实施"一卡通"的各个诊疗环节,充分利用诊疗卡完成病人基本信息的快速调用、身份确认与快速导向的作用,医生在网上给患者的开出药品,检查项目时,系统就能执行扣费,对于实施"先诊疗,后结算"诊疗模式有着积极意义。"一卡通"上的医疗信息可以调用,保证医患信息畅通,避免患者查找,医生等待而产生诸多纠纷,也避免了医疗纠纷中相关证据收集。"一卡通"主体流程示意图见图 5-2。

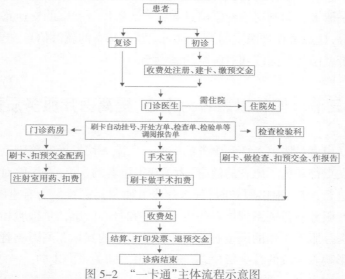

图 5-2　"一卡通"主体流程示意图

图片来源:张瑞康.浅谈医院门诊就医流程的优化.《安徽医学》2009 年第 3 期

四、合理调整诊室的布局

医院内部的有着众多科室,结构复杂,对于患者来说大多不熟悉科室之间的联系和医院布局, 在就诊的过程中会有诸多不方便。医院要调整诊室分布立足为患者创"方便、快捷、顺畅"的就诊环境,将把门诊功能相近,学科特色相近,关系密切的科室的科室如心血管内科、心血管外科整合在同一诊区,便于疑难病症的会诊。在诊区并配备必要的常用医疗设备, 使这些临床表现、症状相近,需作类同检查的就诊者享受"便捷的服务。

五、完善导医就诊系统

通过楼层索引、灯箱提示、地标指示等方式,为患者提供准确的就医地点信息,"准确、快速"引导患者到相应位置就诊。在醒目位置,张贴各种流程和提示,利用 LED 显示屏和电视滚动播出专家信息和各类流程、注意事项。采用电子排队叫号系统,提示患者自动排队,提示挂号患者的就诊序号。在门诊病历和宣传手册上, 印制出诊专家信息和各种流程以及就医的交通路线图等,让患者在进医院的第一时间就掌握基本的就医信息,提高患者就医的便捷度和对医院的满意率。

第三节　坚持以患者为中心,提高医疗服务质量

患者是医院工作和服务的中心, 医院一切发展的落脚点和出发点都是为了患者的健康,为了获得患者的认可。在医院对患者进行诊疗、提供服务时,其医疗服务质量是患者最为看重的。医疗服务质量关系到患者的生命安全和身心健康, 是检验和衡量医疗服务工作的试金石。医疗服务质量的好坏深刻影响着深刻影响着医院的社会形象,影响着医患之间关系的走向。

一、提高医疗诊治水平

医患关系的紧张与医院治疗疾病的能力息息相关，患者常以医疗水平作为评价医疗服务的第一标准。患者来医院的根本目的就是要解决疾病的折磨，获得健康的身体状态，而这必须以安全、有效的医疗服务来实现。2011年卫生部发布的《全国医疗卫生系统"三好一满意"活动2011年工作任务分解量化指标》中要求医院进一步落实《临床技术操作规范》、《临床诊疗指南》、《处方管理办法》等规章、规范，严格规范医师处方行为，提高医疗诊治水平。同时这一文件还提出了衡量医疗诊治水平的若干指标，指出三级医院在日常的疾病诊治中要力争达到：

（一）入出院诊断符合率≥95%。

（二）手术前后诊断符合率≥95%。

（三）临床主要诊断、病理诊断符合率≥60%。

（四）CT检查阳性率≥70%。

（五）MRI检查阳性率≥70%。

（六）大型X光机检查阳性率≥70%。

（七）急危重症抢救成功率≥80%。

（八）治愈好转率≥90%。

（九）清洁手术切口甲级愈合率≥97%。

（十）清洁手术切口感染率≤1.5%。

（十一）麻醉死亡率≤0.02%。

（十二）处方合格率≥95%。

（十三）医院感染现患率≤10%。

（十四）医院感染现患调查实查率≥96%。

要达到上述细化指标，提高医疗诊治水平，医院就必须不断提高医务人员从业素质和掌握新技术、新知识的能力；要营造良好的学术氛围，使医务人员特别是中青年同志加强理论与实践的学习,汲取医学科学领域的精华,强化积累和叠加,认真探索未知领域。实行内部交流探讨制度,对临床出现的疑难问题共同进行研究,寻求解决的最优方案。注重向外学习,因地制宜地选派人员到外单位学习及时了解其学科领域的新知识、新技术及发展趋向。要及时购买先进的医疗器械,引进高水平人才。只有不断提高广大医务人员的诊疗技术和水平,才能切实增强医疗卫生机构为患者解除病痛的基本能力和实力,才能赢得患者的尊重与信赖,避免医患纠纷的发生。

二、加强医疗质量管理

医院质量管理(Hospital Quality Management),就是医院各项工作的综合性系统化质量管理,是医院各部门和各科室质量管理工作的综合反映,是医院六要素(人、财、物、设备、任务、信息)发挥作用的集中表现,也是医院管理的核心。医疗质量管理的根本出发点在于医疗质量的提高,任何医疗系统的一个主要目标是保证患者的就医安全,应着力避免出现医疗伤害,把医疗风险降低到最小程度。推行质量管理标准认证,逐步建立由医疗质量、护理质量、环境质量等组成的医院质量管理体系,对医疗技术、服务质量、休养环境和设施设备等各个环节进行科学论证,用统一的标准和规范来全面衡量管理质量,并把这种质量标准落到实处,确保医疗质量和安全。面对庞杂的医疗质量管理工作,要树立起正确的质量"零缺陷"理念,才能变被动质量管理为主动质量管理;变单纯质量监控为自我质量控制。为建立完善适合我国国情的医疗质量管理与控制体系,促进医疗质量管理与控制工作的规范化、专业化、标准化、精细化,改善医疗服务,提高医疗质量,保障医疗安全,2011年卫生部部组织制定了《三级综合医院医疗质量管理与控制指标(2011年版)》。《三级综合医院医疗质量管理与控制指标(2011年版)》明确了三级医院在质量管理上的 7 类指标:住院死亡类指标(Inpatient Mortality Indicators)、重返类指标(Patients Return Indicators)、医院感染类指标(Hospital Infection Indicators)、手术并发症类指标(Operation Complication Indicators)、患者安全类指标(Patient Safety Indicators)、医疗机构合理用药指标(Rational Useof Drug)、医院运行管理类指标(Hospital Performance Indicators)。见图 5-3

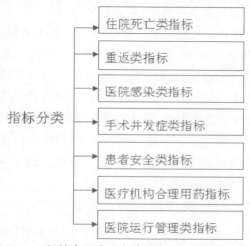

图 5-3 三级综合医院医疗质量管理与控制指标框架

要实现上述七项指标,医院就要严格落实规章制度和人员岗位责任制度,特别是医疗质量和医疗安全的核心制度:包括首诊负责制度、三级医师查房制度、分级护理制度、疑难病例讨论制度、会诊制度、危重患者抢救制度、术前讲座制度、死亡病例讨论制度、查对制度,病历书写基本规范与管理制度、交接班制度、技术准入制度等。对医生和护士举办医疗质量、护理质量安全讲座,让他们认识到出现医患纠纷后的严重性,克服骄傲、盲目自信的不良习气。从以往严重医患纠纷中深刻吸取教训,提高自身责任心,主动维护医疗和护理安全。从强化规章制度的执行入手,彻底纠正散、乱、差的游击作风,严格执行各种规章制度,例如推行疑难病历术前讨论制度,强调科室领导对医疗安全的重视,科室领导对医疗质量负有主要责任,医疗质量控制员负责具体监控本科室医疗质量,要切实落实工作,必须"管好自己的人,看好自己的门"。落实责任制整体护理。责任护士根据专科特点和患者需要提供优质护理服务,病房每名责任护士平均负责患者数量不超过 8 个。简化护理文件书写,减轻临床护士书写负担。护士每班书写时间不超过 30 分钟。加强手术科室的医疗工作规范化程度,并严格手术分级管理等,坚持抗生素分级使用,提高急危重症患者抢救成功率。逐步建立药品用量动态监测及超常预警制度。加强临床实验室室内质量控制和室间质量评价工作。加强科学合理用血,保证血液安全。规范消毒、灭菌、隔离与医疗废物管理工作。本着对患者负责、对生命负责的态度,落实好这些管理制度,确保医疗质量安全优质,减少医疗事故的发生,为构建和谐医患关系创造良好条件。

三、切实提高医疗服务的透明度

在疾病的诊治过程中,医患之间的信息不对称问题十分严重,患者只能基于对医生的信赖来作出医疗选择。随着社会的进步和人们自主意识的提高,广大患者希望能够更多掌握和了解自身的疾病状况,以参与到疾病的诊疗环节上来。医患关系的医生主导模式在科技进步、信息公开的今天,已经越来越多表现出其负面效应,影响到医患关系的和谐发展。因此广大医疗卫生机构必须适应这种变化和进步,以更加开放的姿态积极引导患者的自主行为,要让他们了解和掌握自己的服务内容和信息,提高医疗服务的透明度。医院应该运用当前发达的媒介向患者和社会公布相关信息。医院要开放其门户网站,设立电子显示屏,在医院内部设立公示板报,对医疗服务项目、药品价格、医疗费用等内容予以公示,随时接受患者咨询和监督。病历既是医务人员在发生医患纠纷时用来保护自己的重要依据,也是他们的工作和职责。医院要推进以电子病历为核心的医院信息化建设,医院应加强病历的规范管理,要求医护人员准确、及时、真实、科学地做好病人治疗的记录,做好各种必要的检查。完善的医疗文书制度来确保患者知情同意权。在整个治疗的过程中,都应当有相应的医疗文书来保障患者的知情同意权。告知还应当及时。当手术或其它医疗过程中,出现突发情况需要变更原有治疗方案时,应及时告知患者或其家属,取得同意后方可继续治疗。推行医疗服务信息公开是落实"以病人为中心"医疗服务模式,让广大患者明明白白看病,清清楚楚付费的一个重要措施。提高医疗服务的透明度,可以让患者明白医疗收费标准、药品价格、以及各种检查项目,让患者对检查、诊疗、用药、收费放心。只有提高医疗服务的透明度,才能逐渐提高患者的医疗知识水平,逐渐形成医患互动的关系模式,为和谐医患关系的创建奠定信任保障。

四、提高医院信息化管理水平

目前医院信息化管理水平总体上还不能满足医疗服务实际需求,不能满足医院内部精细化全流程管理以及卫生行政部门及时、全面掌握信息的需要,不能满足现代医学模式转换的客观要求,与医疗技术日益发展的趋势还不相适应。为了提高医院信息化管理水平,贯彻落实深化医药卫生体制改革有关工作要求,卫生部于2010年启动了以电子病历为核心的医院信息化建设试点工作。卫生部先后制定下发了《电子病历基本规范(试行)》、《电子病历系统功能规范(试行)》、《卫生系统电子认证服务管理办法(试行)》和《居民健康卡管理办法(试行)》等法规和规范性文件,逐步建立起电子病历管理的规范体系,让医院在信息化建设过程中,有章可循,有法可依。同时又制定下发了《电子病历系统功能应用水平分级评价方法及标准》,建立起一套适用于我国医疗机构电子病历系统的分级评价系统。2011 年下发的《卫生部办公厅关于印发第二批电子病历试点工作试点城市和试点医院名单的通知》指出,要加强基于电子病历的医院信息平台建设。推进医院内部原有信息系统的整合与集成,医院之间的医疗信息安全共享。逐步建立医院电子病历与居民健康档案之间的有效衔接;稳步推进远程医疗等跨区域医疗信息共享。加强以电子病历为核心的临床信息系统功能开发与应用。进一步加强临床路径、临床知识库、合理用药等新模块的开发与整合;加快移动查房、移动护理等电子病历系统扩展功能的开发。2012 年《卫生部国家中医药管理局关于加强卫生信息化建设的指导意见》出台,《意见》对卫生信息化建设的总体框架、基本原则和工作目标作了规定,并提出了建立卫生信息标准体系和安全体系、建立国家、省、区域(地市或县级)三级卫生信息平台、完善五大业务应用系统建设、建立居民电子健康档案和电子病历基本数据库、建立居民健康卡等在内的七大重点任务。各级医院要围绕《意见》的要求,切实提高医院信息化管理水平,促进医院服务质量的不断提升。

第四节　建立医务社会工作部,积极开展医务社会工作

　　医务社会工作是优良医疗卫生体系不可缺少的重要组成部分,是现代化医疗服务的标志。医务社会工作的职能范围非常广泛,几乎涵盖了医院内部非临床治疗活动以外的所有社会服务。医务社会工作在心理社会影响因素防治、促进医患沟通、预防性健康服务等方面有着其他医疗诊治不可替代的作用。而在我国

医院,生物医学模式观念占据主流地位的现实仍无实质性改变,医院结构中基本上都是治愈疾病的医护人员和技术辅助人员,这些人员关注和擅长于治疗生理疾病,无力顾及患者及其家属的心理、社会问题。近年来,公众对人文医疗服务的需求不断增加,医院必须转变观念,重视医学模式转变的时代趋势,培养医务社会工作人才,建立医务社会职能部门,积极开展医务社会工作。

一、医院开展医务社会工作的方案设计

现阶段,医务社会工作的价值和理念在我国医疗行业的认同感不强,我国缺乏相关的政策和制度层面的支持,缺乏具备专业素质的社会医务工作者。考虑到目前实际情况以及医院自身编制问题、医务社会工作的开展还需要立足实际,积累经验。首先,可以加强与高等院校的合作。安排医务社会工作专业教师和实习学生到医院开展医务社会工作。制定在符合医院实际的开展医务社会工作的计划方案,并要选择相关实际问题进行试点,在实践中不断修改完善工作方案,逐步取得经验。如上海东方医院就借助于中青院、华东理工、复旦、天津理工和香港大学等高校的社工系的学生开展医院的社会医务工作,取得很大的成功。其次,在与高校进行合作探索的基础上,从医院现有的人员中选派一些热爱社会工作、素质好、有一定人际交往、组织和沟通能力的医务人员,到国外或港台等社会工作成熟的地区进行学习,建立一支专门的医务社工队伍。最后,在处理和协调岗位设置、人员配备、工作经费等问题的基础上,在医院正式成立医务社会工作部,独立开展工作。社工部要逐步开展社区服务、义工服务、病友互助小组、个案工作等业务工作。医院的社会工作部要根据我国社会发展的实际以及医院的自身发展状况,不断修改完善工作方案,借鉴国外的先进理念,逐步取得经验,探索一条符合

中国国情具有中国特色的医务社会工作发展道路。

二、开展医务社会工作，增进医患沟通

2009 年 4 月 6 日发布的《中共中央国务院关于深化医药卫生体制改革的意见》要求"开展医务社会工作，完善医疗纠纷处理机制，增进医患沟通"。医患关系紧张、医疗纠纷频发是当前困扰我国医院正常运行和发展的难点问题，通过在医院开展医务社会工作，引入起缓冲作用的第三方专业人员——医务社会工作者，将人本理念、人文关怀、社会福利和社会公平等价值目标融入医疗服务当中，是重塑卫生系统与医护人员社会形象、增强医疗服务的人文色彩、改善公共关系和医患关系、预防和减少医疗纠纷的最佳途径。医院开展医务社会工作，可以构建患者及其家庭与医疗人员之间的桥梁，增加两者的沟通。相关研究表明，医患之间冲突产生的主要原因就是沟通不畅，导致医患之间形成对立面。医务社会工作的开展可以弥补双方的信息不对称和传递障碍，能够协助医护人员获取更多的患者及其家庭的情况和疑问，以提高医疗的效果，预防双方可能发生的矛盾冲突。医务社会工作特别强调人的潜能、人的价值、人的尊严、人的需要和人的权利，其结果是赋予服务更多的人性化色彩。在对患者的治疗过程中，护士只是负责病人的住院护理和住院时生活照顾，医务社会工作者则主要负责病人心理、家庭和社会关系层面的问题。在医院，社会医务工作者是医生、护士、药剂师、医疗技术辅助人员的得力助手，是医患沟通的桥梁。他们将改善就医环境，加强医患沟通，提高医疗服务质量，增其医学人文关怀，预防、减少医疗纠纷。

三、开展医务社会工作，全方位解决患者的问题

随着科技的进步和社会的发展，人们对于自身健康有了更全面的认识，健康不仅仅是生理上没有疾病或伤残，而是一种完

整的肉体、心理和社会的良好状态。在医院,医生和护士人员承担的只是患者生理疾痛医治与康复, 只有社会医务工作者才能对患者心理、家庭、生活等问题进行处理。因而,医务社会工作者可以为病人提供许多非医疗、非医院、非临床的健康照顾服务,为病人提供综合性、连续性和全面、周到的服务。医务社会工作为个人、家庭或小群体提供专业服务, 尊重个人和团体的自主权,协助其面对和消除生活逆境或压力,促使他们整合于社会组织中,并最大限度地发挥他们的适应能力和潜能,鼓励其自决,提高其自尊、自信和能力,使其需要得以表达,利益得到保护。在目前我国的医疗福利资源紧张的情况下, 医务社会工作者可以采取宣传、向政府和社区呼吁等方法,从微观的资金筹措到宏观的福利政策传导, 调动各种社会资源和医院资源帮助解决患者的各种困难。为了保证病人完全康复,医务社会工作为病人提供连续性、延伸性的健康照顾。比如,为弥补医院临床服务时空点上的局限性,医务社会工作可以介入社区卫生服务、贫困家庭探访、健康教育和健康促进、疾病治疗后期的康复服务、家庭护理、社区健康访问、医疗救助对象资格甄别、疾病预防和公共卫生等领域,从而形成立体交叉、连续性服务链。在医务社会工作的开展过程中,医务社会工作者通常扮演各种角色。他们既是被咨询者、情感支持者:协助病患处理情绪上的困扰、协助病患对病情及疗程的了解与适应,导正病患的不当行为;又是资源信息的传达者、档案资料的管理者:协助病患订立追踪治疗计划、指导家属如何照顾病患等。因此医务社会工作者介入医疗卫生系统开展社会工作服务,是促进公民身体健康、精神心理健康和社会适应能力完美结合的需要。医务社会工作所形成的社会服务、家庭照顾与医疗服务、健康照顾有机结合,是对医学模式转变的时代趋势的积极回应,是社会发展的必然要求。

第五节　加强医院文化建设,营造和谐信任的人文氛围

　　医院文化就是医院作为一个特殊的社会组织，在一定民族文化传统中逐步形成的基本信念、价值观念、道德规范、规章制度、生活方式、人文环境，以及与此相适应的思维方式和行为方式的总和。医院文化建设是新形势下医院建设的一个重要方面，是医院生存发展之本，是现代医院管理的重要内容，是医院获得可持续发展的有效手段。医院文化形成是一个潜移默化、不断积累的过程。医院文化对内能形成凝聚力、向心力和约束力，形成医院发展不可或缺的精神力量和道德规范；对外可以形成一种渗透力、感召力，平和患者的情绪。积极正面的医院文化，是一种具有和谐的人文氛围，不仅能够让医务人员精神饱满地工作，增强他们的工作责任感，提高他们的工作效率，而且能够让患者的心情得到调节和安抚，使患者信任医院并配合医务人员的工作。可以说，医院文化作为一种看不见的力量，深刻影响着医生和患者的精神与感受，影响着医患之间的沟通。因此,加强医院文化建设,用文化的力量推进医患关系的改善,是构建和谐医患关系的必由之路。

一、树立和弘扬以人为本的医院价值观

　　医院价值观是指医院全体或多数员工共同认可的，对周围事物的意义和重要性的总的看法和根本观点，是医院在医疗实践活动中所推崇的基本理念。医院价值观是医院文化的核心与本质，有什么样的医院价值观就会有什么样的医院文化。医院价值观直接支配着所有医务人员的行为，决定医务人员理解自身和外界的立场和角度。在社会主义市场经济条件下,经济利益的实现成为一般社会组织的价值体现，社会上出现了"一切向钱

看"的思潮,这样的社会思潮对医院价值观有冲击。尤其是我国之前市场化"医改"的推行,使医院在自负盈亏的压力下,纷纷放弃追求社会效益的价值观。很多公立医院都将经济利益的实现作为自身的价值定位。作为担负"救死扶伤,治病救人"职责的医院,具有着明显的公益性质,是不能以经济效益作为自身的价值观的。在医院文化建设必须体现医院正确的价值取向,坚持和弘扬"以人为本"的价值观。

在医院文化建设中,强调坚持和弘扬"以人为本"的价值观。以人为本的价值观包含两个方面的内容。一是要 "以病人为中心"。在医院,病人是最需要服务的人,病人首先是人,具有人的一切需要和特点。医院不仅要为"病人"服务,更是要为"人"服务。医院对待患者看到的不应仅仅只是患者的疾病,还应看到疾病对患者所带来的痛苦,要尊重病人的人性,要满足病人生理、心理、社会等多层次、多样化的需要。医院要把维护病人的利益放在第一位,真正做到尊重人、关心人、理解人、帮助人、感动人。树立以人为本的医院价值观,以患者利益为中心作为医院工作和服务的出发点,并不是要医院放弃自身的基本生存利益,而是要医院明确:必须以自身优质的医疗服务在实现医院的社会效益的基础上去换取医院发展所需的其他社会资源。二是要树立"以医务人员为主体"的理念。人是整个组织中最宝贵的资源和财富,也是组织活动的中心和主旋律。医务人员是医院直接为病人提供服务,实现医院的主体,是医院文化的实践者。医务人员的素质是医院存在和发展的决定因素之一, 全面提高医务人员素质,促进人的全面发展是以人为本医院文化建设的目的。医院作为一个组织系统,在医院目标、管理理念、制度建设、领导方式、组织结构等方面充分以人为本,体现尊重人、信任人、重视人、理解人、发展人,充分调动人的积极性,满足员工物质和精神需求,满足社会公众的医疗需求,实现医务人员个人目标与医院组织目标的有机统一。

二、建设和谐诚信的医院服务文化

医院服务文化是以服务价值观为核心,以创造病员满意、提升医院核心竞争力为目标, 以形成共同的服务价值认知和行为规范为内容的文化。在不断的实践中,医院服务文化逐渐形成了一个卓越服务循环的模式,即医院服务文化创造了满意员工,满意员工培育了满意的患者,满意的患者推动了医院发展,医院发展又促进了医院服务文化的升华, 周而复始, 形成了一个循环链。在医疗服务中,医患关系是两个具有独立人格的人自愿发生的关系,这种关系带有一定的契约性质。病人的来医院就医机已经包含着病人对医生的信任, 相信医生会能够对自己的病痛作出较好的回应。这种关系要求双方相互尊重,尊重彼此拥有的权利,并且给予病人较多的决定。在医院文化建设的过程中,要注重建立医患之间的诚信, 在医院的服务中更多地突出诚信的服务理念,建设诚信的医院服务文化。

诚信是社会主义道德的基本规范,是各行各业的行为准则。对医院来讲,诚信是一种以契约关系为基础的诚信,是一种信息非对称条件下的诚信。医院管者及医务工作者都应重新进行角色定位,改变原有的思维方式,变命令型、工作型角色为诚信的服务型角色。诚信理念是建立高品位医院文化的标志。在医疗服务中,医院和医生应把诚信作为自己最大的无形资产,把病人作为自己的顾客,诚信服务,优质服务,认真执行自己的服务承诺,只有这样,才能带来长期的信任,长期的利益回报,医院才能持续经营下去。在医疗服务中坚守诚信理念,从而潜移默化地引导医院成员对自己的行为和相互关系进行自我调节, 方能显示出医院的主体精神和人格尊严,增加医院服务的文化内涵,提升医院的文化格调，从对外宣传过程中增强高格调医院文化的社会渗透力。建设诚信服务文化就是要积极引导医务人员与患者之间架起和谐、理解的桥梁，与病人交朋友，在服务中增加情感含量。树立诚信的服务，建设诚信的服务文化会使患者产生较高信任度，这种信任度能够促进医患之间关系的和谐。

三、建设具有人文关怀的医院环境

随着现代医学模式的转变，医学已经不单单只是救治病人生理上的病患，医院也不仅只是向病人提供食宿、休息、诊疗的场所。医院的建筑、室内外的布局、装修、色彩、绿化等都会对医务人员和患者的心理都会产生影响。医院应该在文化建设中注意医院环境所能展现的人文关怀，尽量避免令人压抑的环境设计。医院环境建设，是医疗服务与医疗质量的重要外部表现，是医院为患者提供医疗服务时所营造的氛围、展现的风貌以及提供的场所，它形成的视觉效果直接反映医院形象，是医院文化建设的一个不可分割的部分，是社会公众对医院综合认识和总体评价，影响患者的就医流向，折射出医院文化。优美的环境，不仅可以为职工营造一个安全、舒适的工作空间，而且还可以为患者创造优雅的治疗及休养环境，对身体的恢复能起到积极的促进作用。因此，医院环境建设应注重环境对患者心理、生理、行为和情感的影响，体现"以病人为中心、以人为本"的文化理念。

在大型综合性医院门诊病房楼设计中提出依循使用流程，医院门诊量、住院量、科室特点、尽可能减少空间环境中相互交叉环节和部位，使门诊和病房各非诊疗区域环境设置契合患者对医院总体空间的使用需求。门诊病房总体色彩以蓝白色彩为主，突出宁静、温馨的感觉，从而引起患者认同感和亲切感，应尽量避免大量使用单调的白色等容易使患者产生冰冷、恐惧感的颜色。在医院可以播放缓和心情音乐来提醒时间。音乐可抚慰病人痛苦的心情，在轻轻的背景音乐中患者能够感受到关怀和对人性的尊重。医院还应该考虑患者的陪护人员，为陪护人员设计候诊室。对于医院中特殊科室还要有特别的设计，如儿科。儿科诊室应该考虑到儿童心理承受以及认知能力，要避免住院经历对患儿产生不良的影响。首先儿科病室的墙面上随处可见儿童卡通图画、装饰壁画和花草图案，在整体上创造一种可爱、轻松的气氛。总之，医院的环境建设的各个方面，都要以人为本，体现出对患者的关怀，使患者能够在医院环境中感受到温馨的氛围。

第七章　加强医疗队伍建设是构建和谐医患关系的基础

医疗队伍是为患者提供医疗服务的主体，是医患关系的重要参与者，居于医疗行为的主导地位，医疗队伍素质的高低决定医疗质量的好坏，直接影响患者的满意程度。要解决现阶段医患矛盾和纠纷的各种问题，从根本上讲就是要深化医药卫生体制改革，而医疗队伍是医药卫生体制改革的支持者和实施者，医疗队伍建设的好坏在很大程度上制约着医药卫生体制改革的成果和进度，因此，构建和谐医患关系，必须重视医疗队伍建设。

第一节　提高医疗水平，预防职业倦怠

职业倦怠是指个体因为不能有效地应对工作上延续不断的各种压力，而产生的一种长期性反应，包括情绪衰竭、去人性化和成就感降低。医生作为一个特殊职业群体，需要经常与不同的患者及其家属打交道，经常面对重症抢救、生离死别、技术更新，职业的性质决定了日常工作量大且繁琐，工作压力大。而患者亲友及社会对于医生工作的期望过高，造成他们在进入职业之后不得不持续地投入大量的精力来应付患者及其家人、朋友的要求。许多研究发现医护人员是职业倦怠的高发群体。医生一旦产生职业倦怠就会在工作中缺乏救死扶伤的职业精神，工作投入减少，做事敷衍，对工作有畏难情绪，工作效率下降，这必

然影响到医疗水平的发挥进而影响医疗质量，甚至导致医疗事故的发生和恶性医患纠纷的发生。因此，必须切实提高医护人员的医疗水平，积极预防其职业倦怠。

一、建立科学的人才引进、培养和管理机制

医学的根本任务在于以术济人，而医学是一门依赖于经验的学科。医生个体的技术水平如何，经验是否丰富，应对各种临床疾病的能力是否足够是检验一个医生技术水平的试金石。优秀的有经验的医护人员是保证医疗质量的基本，是满足患者治病防病需求的根本，因此，医院应该提高医护人员的准入门槛，建立人才引进和竞争机制。加强对医护人员的继续教育，规范化培养专科医师。平时多开展学术讲座，鼓励医生参加学术交流，在医院营造良好的学术气氛，建立"学习型医院"。强化人才培养，为提高医院医疗技术水平，加快医院发展建设提供智力支持和人才支撑。医院必须采取走出去请进来的方法，组织各学科带头人和医疗骨干技术积极参加国际、国内各种高端医学论坛和专科培训，同时向书本学习、向他人学习、向实践学习先进的医疗技术，不断提高医疗技术水平。选送中青年医疗技术骨干到上级医院进修深造，不断开阔眼界，更新知识；聘请知名专家教授来院授课和医疗技术交流指导；积极引进医疗高端人才，尤其是医疗高技能人才。在人才的培养上，还要注意建设各个科室的阶梯人才队伍，不断丰富青年医生的实践能力，增强医院的发展后劲，推进医院建设的可持续发展。在培养优秀的医护人才方面，医院要搭建学习、交流的平台，完善考核和监督机制，弘扬优秀的典型，发挥先锋带头作用。医护人员更应该人人参与，自觉自主地提高自身的专业技术水平，不仅把考核和评职称挂钩，更应该切实地提高自己的技术水平，把提高自己的技术水平和自身修养放在重要的位置。

二、提升医疗管理水平

好的管理方法是提高医疗水平的重要途径，比如查房制度、病历档案管理制度、会诊制度等等。这样一些好的制度是不断探索以管理促进改革，提高医疗水平的成果，是医院正常运作的基础。而医生是各项管理制度的执行者，只有医生，尤其是学术权威、专家学者、学科带头人率先落实规章制度，做好表率，把日常的工作认真的完成好，才能凸显出好的管理方案在提高医疗水平中的作用。而好的管理方法要落到实处，必须还是需要全体医护人员的努力，需要对自身严格要求，服从管理，于细微之处见功夫。再则，全体医患人员也可以根据自己在临床医疗中发现的问题，出现的情况，多向医院的管理提出合理的、可行的、有建设性的意见，帮助提升医疗的管理水平。

三、提高医护人员医疗安全意识

医疗水平的高低与医护人员的医疗安全意识也有莫大的关系。从医院方面来说，要从强化规章制度的执行入手，严格执行各种规章制度，彻底纠正散、乱、差的游击作风，例如推行疑难病历术前讨论制度，加强手术科室的医疗工作规范化程度，并严格手术分级管理等。强调科室领导对医疗安全的重视，科室领导对医疗质量负有主要责任，医疗质量控制员负责具体监控本科室医疗质量，要切实落实工作。"管好自己的人，看好自己的门"。并且强调上级医生要以身作则，制定"医疗组长责任制"。对医生和护士举办医疗质量、护理质量安全讲座，让他们认识到出现医患纠纷后的严重后果，帮助全体医护人员克服骄傲、盲目自信的不良习气，树立良好的风气。能不断深化认识，从以往严重医患纠纷中深刻吸取教训，提高自身责任心，主动维护医疗和护理安全。清代名医叶天士曾说："医可为而不可为，必天资能悟，读书万卷，而后可借术济世。不然，鲜有不杀人者，是以药铒为刀刃也。"叶天士的这番话可谓是一语惊天，应当引起全体医护人员的深思和警惕。

四、加大对医疗设备的投入、更新和维护力度

医患关系无论是一种经济利益关系还是一种契约型的信托关系，其共同的目标是治愈疾病。患者对医疗行为的满意程度取决于医疗质量，医疗质量又包括技术性因素和非技术性因素，即医疗水平和医疗服务质量。而前者往往是一个硬性的指标，直接表现为医疗效果，医疗效果的好坏决定了患者及其家属的满意程度，也是衡量医疗行动是否成功的标志，而医疗效果的好坏取决于医疗水平。医疗水平的提高既有赖于先进的设备和高超的技术水平，又有赖于医护人员高超的专业技术水平。医院也应该把医疗设备的投入、更新和维护作为提高医疗水平的一项重点。因为医疗诊断、治疗都需要依赖高科技的仪器和设备，一方面这是医生进行治疗的辅助手段，另一方面又是患者信赖医院、得以康复的工具。

第二节　弘扬中华传统医德，培养人文精神

职业道德不仅强调道德自觉，也要重视道德自愿；既需要教育和培养，也需要一套完整、可行的监督和约束机制，自觉与监督两者相辅相成。医务人员在医疗活动中，应该做到：以病人为中心、尊重患者和善待患者、一切为患者着想、认真为患者服务。这不仅是医务人员应具备的最基本的医德，而且也是对中华传统医德的弘扬。新形势下，构建和谐医患关系，医疗卫生部门必须加强医德医风建设，弘扬中华传统医德是其必不可少的内容之一。

　　中华文明是世界最古老的文明之一,在中华文明发端之初,我们的祖先在开展医疗活动的同时即"催生"了中医的原始医德。从传说中伏羲、神农的"尝百草、制九针"到张仲景的"勤求古训、博采众方"和孙思邈的"精勤不倦,大医精诚",乃至近现代施今墨的一丝不苟和郭春园的无私奉献,中医医德从久远的古代孕生,经过历代医家的"言传身行"而不断传承演进,经久不衰,成为推动中医学术和中医事业持续向前发展的内在动力。

　　以人为本、尊重生命是中医医德最重要的思想基础和最突出的人文学特征。《黄帝内经》指出:"天复地载,万物备悉,莫贵于人。"肖纲《劝医论》写道:"天地之中,惟人最灵。人之所重,莫过于命。"唐代孙思邈在《千金要方》中强调:"人命至重,有贵千金。"张景岳在《类经图翼?自序》中论及:"医之为道,性命判于呼吸,祸福决自指端,诚不可猜摸尝试,以误生灵……夫生者,天地之大德也。医者,赞天地之生者也。人参两间,惟生而已,生而不有,他何计焉?"这些名医大家都反复强调,作为一名医生,一定要对人、对生命高度尊重和倍加珍惜,须知人命关天和责任重大,决不可草率从事和等闲视之。与此同时,他们还特别提出,要对所有的人予以关爱和尊重,"若有疾厄来求者,不得问其贵贱贫富,老幼妍蚩,怨亲善友,华夷愚智,普同一等,皆如至亲之想",表现了"普同一等、同仁博爱"的人道主义思想。

　　在我国古代,名医大家们首先将医学定位为"仁术",赋予医学以仁慈至善的精神内涵,同时也强化医生职业的神圣与高尚。如明代李时珍在《本草纲目?序》中即说:"夫医之为道,君子用之以卫生,而推之以济世,故称仁术。"明代裴一中在《言医》中也指出:"医何以仁术称? 仁,即天之理、生之源,通物我于无间也。医以活人为心,视人之病,犹己之病。"其次,他们还将医生良好的德性称为"仁心",鼓励、鞭策医者以仁爱之心尊重生命、善待患者、博爱群生。如明代医家龚廷贤《医家十要》的"第一要"便是："一存仁心。乃是良箴，博施济众，惠泽斯深。"孙思邈在《大医精诚》一书中也从职业角度对医者以"仁心"立术立业进行了系统论述，并提出：对病人不论"贵贱贫富，长幼妍蚩，华夷愚智"，都要一视同仁。第三将"德性"好的人或医德好的医生称为"仁人"，把"仁"作为评判医生资格及道德操守的基本标准。如晋代杨泉在《物理论》中指出："夫医者，非仁爱之士，不可托也。"清代喻昌在《医门法律》中也认为："医，仁术也。仁人君子必笃于隋，笃于情，则视人犹己，问其所苦，自无不到之处。"由此可见，"仁心"、"仁人"、"仁术"是中医传统医德仁学内涵的三大要素。

贵义贱利是孟子性善论所倡导的一种价值观，是儒家的经典思想之一，对中医医德的形成与完善具有深刻的影响。孙思邈在《大医精诚》中指出："医人不得恃己所长，专心经略财物"、"不得以彼富贵，处以珍贵之药，令彼难求，自炫功能"。清代《吴鞠通行医记》中亦写道："良医处世，不矜名，不计利，此为立德。"清代名医费伯雄亦说："为救人而学医则可，为谋利而学医则不可。我之父母有疾欲求医相救者何如？我之妻子儿女有疾欲求医相救者何如？易地以观，则利心自淡矣。"此外，许多医家还身体力行、做出表率，如扁鹊活虢国太子而不受金帛绘彩之赠；明代医家范彬遇到贫苦的患者就接到家中免费治疗，还供给饮食；清代医家于省三"遇贫无力者赀之"，累积数千金之多等等，都表现了古今良医重义贱利、一心救民病苦的高尚品德。

在市场经济条件下，医疗人员的价值取向发生了偏差，医务人员所从事的职业具有科学性强、风险高的特点，责任大、投入的精力多，其中的艰辛不是尽人皆知的。由于当前医疗服务的价格没有理顺，医务人员的劳动值不能得到应有的体现，个别医务人员在遇到通过正当途径而利益得不到实现时，滋生医疗行业不正之风,出现收受"红包""回扣"现象、对病人乱检查、乱用药、乱收费等不良行为败坏了医德医风,损害了医务人员的形象。当中华民族传承千年的医德遭遇到现代医学理念和市场经济时代利益泛滥之时,为医者更应该秉持古训,拒绝利益的吞噬和物欲的横流,拒绝"红包""回扣",对这些现象和行为,都应坚决抵制、制止。

当今生物医学模式已转向生物—心理—社会医学模式,人们的健康观、医疗观发生了重要变化。然而有些医务人员仍坚持传统的生物医学模式,看不到或不重视情感、思想、意识等心理因素和社会因素。因此要构建和谐医患关系,就要改变以往"病人来医院是看病,医院对病人只管治病"的陈旧观念,由"物化"变为"人性化",树立医疗对象首先是"人",其次才是"病"的现代医学模式。各项工作都要以病人为中心,尽可能从患者出发,为患者提供性价比高的服务,并在医疗过程中提供精神的、文化的、情感的服务。

第三节　及时沟通患者,落实患者知情同意权

古希腊医学之父—希波克拉底曾说:"医生有三宝:语言、药物和手术刀。"这说明,人们很早就认识到医患沟通在医疗活动中的作用。良好的沟通,能起到药物和手术刀之外的作用。良好的沟通,还有助于消除医患间的信息不对称。医方可以通过科普宣教等沟通方式,普及医学知识,消除患者因专业知识欠缺而产生的隔膜,促进医患关系向"指导—合作型"模式转化,进而实现医患和谐。

传统的医患关系开始于诊室的交谈。现实生活中,门诊时往往是患者排了很长时间的队,但医生们不仅没有详细询问,也没

有耐心听患者详细诉说,就开始写病历、开检查、开处方。病人还没开口,下一个病人已经被叫进诊室了。在住院病房,医生们也是脚步匆匆,忙于查房、写病历、手术,很少与病人交流。很多病人,除了查房时的短短几分钟,基本上见不到医生。虽然可能存在很多客观原因,如门诊病人太多,病房事务又多又杂等,但关键是没有良好的医患沟通机制,使得医患沟通得不到制度上的保障。要发挥医疗行为中的沟通艺术,医生需要做到如下几点:

一、加强仪表修养,体现对患者的尊重,对医患沟通也有很大帮助

社会心理学认为,一个人的仪表在某种程度上反映其内心境界,仪表虽然大部分是由先天因素决定的,但是具有职业特征的仪表是在实践中逐步养成的,是人们交往中相互吸引的重要因素。良好的仪表,有助于赢得患者的信任,增加患者对医疗行为的依从性,对医疗行为的顺利实施有着积极的意义。

二、各种形式的沟通

沟通,不仅限于语言的交流,眼神和表情在医患沟通中也占有重要地位。医生不仅要对病人察言观色,以得出有效信息,在医患交往中,更是要注重自己的神色和肢体语言的运用,因为患者时常会观察医生的表情作出病情的判断。如医生需要掌握能够安慰病人的表情,控制会引起病人误解的表情。在医患沟通过程中尤其要注意克制自己的生活情绪和个人感情因素,即使心情不愉快,也绝不能将自己的不良情绪通过眼神和表情向病人表达出来。这是医生必须具备的职业素质。

三、注重沟通的及时性

沟通是信息的交换,医生不仅要从与患者的沟通中了解患者的基本病情和个体情况,还要将自己的诊断、检查的结果及时

地反馈给患者,并且在和患者的进一步沟通中,与其达成一致,确定治疗方案。

四、沟通要学会倾听

倾听可以让患者感受到尊重,满足患者心理上对尊重的需要。在人生病时,自尊心会增强,对他人的态度更加敏感。而医生主动倾听这一简单行为,使得患者的自尊心得到满足,对医生的满意度也随之增加。

五、知情同意权在我国的发展和确立可从法制形成和司法适用两个维度进行观察。

从法制形成上来看其发展轨迹大体如下

(一)1982 年卫生部发布的《医院工作制度》之手术工作制度的第 6 项要求:"实行手术前必须由病员家属或单位签字同意。"

(二)《医疗机构管理条例》(1994 年 9 月 1 日施行) 第 33 条规定:"医疗机构施行手术、特殊检查或者特殊治疗时,必须征得患者同意,并应当取得家属或者关系人同意并签字。"

(三)《中华人民共和国执业医师法》(1999 年 5 月 1 日施行)第 26 条规定:"医师应当如实向患者或者其家属介绍病情,但应注意避免对患者产生不利后果。医师进行实验性临床医疗,应当经医院批准并征得患者本人或者其家属同意。"

(四)《医疗事故处理条例》(2002 年 9 月 1 日施行) 第 11 条规定:"在医疗活动中, 医疗机构及其医务人员应当把患者的病情、医疗措施、医疗风险等如实告知患者, 及时解答其咨询;但是,应当避免对患者产生不利后果"。

(五)在司法适用上我国最早相关案件是:"1996 年 6 月,陈某因左眼复发性结膜囊肿手术摘除,术后发现左眼睁不开。经医疗事故委员会鉴定为:提眼上肌损伤所致,为手术并发症,医院并无过失,不构成医疗事故。陈某起诉到法院,法院以医院没有告知可能引起的并发症,侵害了其知情权为由,判决医院承担80%的赔偿责任6万元,并负担继续治疗费用。该判决开创了我国以侵犯知情同意权作为判决依据的先河。"

六、知情同意权已成为患者的一项法定权利

知情同意权是指医务人员应为患者提供作出医疗决定所必需的能够理解的、充分的信息,在此基础上由患者自主、自愿作出适当选择。展开来说知情同意权应包括如下两方面的内容:

（一）**知情权**。即患者有权利知道并了解自己的病情状况、可供选择的治疗方案、可能发生的并发症或副作用、医疗费用等。这是患者思考、理解后进行选择的基础。患者此项权利的实现有赖于医务人员告知义务的充分履行,患者知情的权利与医务人员告知的义务恰如磁铁的南北两极互相依存、密不可分。

（二）**同意权**。即患者在知悉详情后自主自愿做出决定,该决定可以是同意医师的治疗方案,当然也可以拒绝之。这与相当长的一个历史时期中医学伦理观强调医生的决定权,视患者为医疗行为的客体,把患者置于医疗活动的从属地位在理念上有天壤之别,对患者自主权的尊重和保护已成为构建新型医患关系的关键一环。

（三）**知情同意权是患者的一项法定权利,也是道德权利**。但从医务人员的角度来说,则是一项法定的说明义务,当然也是一种道德义务。患者知情同意权的实现有赖于医务人员说明义务的有效履行。从自然的角度来看,患者总是希望能够得到真实的、足够多的医疗信息,以便据此做出最优的、符合其个人价值取向的决定。但从现实的情况来看,医学科学还有很多的未知领域,医疗服务行为比其他服务行业的行为有更多的不确定因素,

医务人员的说明无论事先看来如何充分也不可能穷尽所有的情况。加之过多的、过于琐碎的医疗信息和风险说明，会使很大一部分患者产生困扰，陷入进退两难、犹豫不决的境况，以致于可能会延误最佳治疗时机。因而确定医务人员说明义务的范围实属不易。

七、医务人员应就下列事项充分告知患者或其亲属

（一）说明诊断结果。知晓诊断结果是知情权的题中应有之义，医师在对患者进行详细尽责的医学检查后，应当将是否患病、所患何病、病情的轻重缓急以及痊愈的可能性等内容告知患者，以使患者或其家属知悉病情，并据以做出决定。

（二）拟采取的治疗方案和理由。正确的诊断是治愈疾病的良好开端，之后的工作就是医师要拟定治疗方案。此时医师应将拟采取的治疗方案的内容、采取该方案的理由、该方案对患者的身体会造成什么样的伴随侵袭以及预期的诊疗效果等，明确告知患者或其亲属。

（三）治疗方案的风险。医疗行为是把双刃剑，在给患者带来治愈疾病的良好预期的同时，总是伴随着或大或小的风险，尽管无论医生还是患者都不希望风险真正来临。对于治疗方案可能伴随的风险、发生的概率等情况，应告知患者或其亲属，如药物的毒副作用、手术的并发症等，以事先取得患者的理解和认同。

（四）其他可供选择的治疗方案及其利弊。"治疗一种疾病的方法或者药物一般来说不止一种，不同的治疗方案治疗效果不尽一致，伴随的风险和医疗费用等也不会完全相同。医师应将可供选择的治疗方案予以说明。"由患者在清楚了各种治疗方案的利弊之后做出选择，才是对患者自主权的真正尊重。因为若是医师只说明一种治疗方案对于□患病痛之苦的患者来说是很难拒绝的，如此一来患者的同意权就如同纸上谈兵或者说是画饼充

饥,无法得到真正意义上的实现。

(五)诊疗费用。现代医疗费用高涨,医疗费用已成为患者考虑的重要因素,医师应当告知患者相关医疗行为的大致费用。

第四节 加强全科医生培养,充实基层医疗服务

一、全科医生

全科医生(General Doctor)是指执行全科医疗的卫生服务的医生,又称家庭医师或家庭医生。全科医生具有独特的态度、技能和知识,使其具有资格向家庭的每个成员提供连续性和综合性的医疗照顾、健康维持和预防服务。全科医生一般是以门诊形式处理常见病、多发病及一般急症的多面手;社区全科医生工作的另一个特点是上门服务,全科医生常以家访的形式上门处理家庭的病人,根据病人的各自不同的情况建立各自的家庭病床和各自的医疗档案。全科医生应具备综合性的知识、高尚的素质、丰富的生活经验、卓越的管理才能、执着的科学精神。

二、全科医疗的特点

全科医生所代表的全科医疗方向与传统的专科医疗相对应,具有以下几个方面的特点:

(一)强调持续性、综合性、个体化的照顾。

(二)强调早期发现并处理疾患;强调预防疾病和维持健康。

(三)强调在社区场所对病人进行不间断的管理和服务,并在必要时协调利用社区内外其他资源。因而全科医疗更加能适应当今社会对于医疗服务的各项要求,全科医疗能够做到:人格化照顾、综合性照顾、持续性服务、协调性服务、以家庭为照顾单位、以社区为基础的照顾、以生物–心理–社会医学模式为诊断

程序、以预防为导向的照顾、团队合作的工作方式。

　　在政府的大力倡导下，社区卫生服务事业正在我国如火如荼地进行着。但是，社区医院的门可罗雀与大型综合医院的人满为患却依然存在鲜明的反差。在门诊中的角色——全科医生一般是以门诊形式处理常见病、多发病及一般急症的多面手，他们可以在最短的时间使疾病得到最有效的处理，这样就大大方便了下一步的住院治疗。　社区全科医生工作的另一个特点是上门服务，全科医生常以家访的形式上门处理家庭的病人，根据病人的各自不同的情况建立各自的家庭病床和各自的医疗档案，这样不仅大大提高了患者在治疗上的准确度，同时还能起到很好的医疗保健作用。全科医生对社区人群可以组织专家会诊，协调转诊，组织健康体检等工作，也可进行健康教育，心理咨询，加强对体弱多病的群体，如：老人，小孩的护理等工作，这些工作也极大的加强了社区群众的健康防范意识。

三、建立全科医生制度

　　2011 年 6 月国务院常务会议上提出建立全科医生制度。全科医生是综合程度较高的医学人才，主要在基层承担预防保健、常见病多发病诊疗和转诊、病人康复和慢性病管理、健康管理等一体化服务，被称为居民健康的"守门人"。目前，我国全科医生的培养和使用尚处于起步阶段，全科医生数量严重不足。建立全科医生制度，逐步形成以全科医生为主体的基层医疗卫生队伍，是医药卫生体制改革的重要内容，对于提高基层医疗卫生服务水平，缓解人民群众"看病难、看病贵"，具有重要意义。会议要求，到 2012 年使每个城市社区卫生服务机构和农村乡镇卫生院都有合格的全科医生；再经过几年努力，基本形成统一规范的全科医生培养模式和首诊在基层的服务模式，基本实现城乡每万名居民有 2 至 3 名合格的全科医生，更好地为群众提供连续协调、方便可及的基本医疗卫生服务。具体要求有如下四点：

（一）建立统一规范的全科医生培养制度。将全科医生培养逐步规范为"5+3"模式，先接受 5 年的临床医学本科教育，再接受 3 年的全科医生规范化培养。

（二）着力解决当前急需与规范化培养周期较长之间的矛盾，近期采取多种措施培养合格的全科医生。对符合条件的基层在岗执业医师或执业助理医师，按需进行 1 至 2 年的转岗培训。严格执行城市医院医生在晋升主治医师或副主任医师职称前到基层累计服务 1 年的规定。为加强基层卫生人才培养，贯彻《以全科医生为重点的基层医疗卫生队伍建设规划》（发改社会〔2010〕561 号），落实 2010-2012 年基层医疗卫生机构全科医生转岗培训工作任务，卫生部 2011 年研究制定了《基层医疗卫生机构全科医生转岗培训大纲（试行）》，要求培训内容分为理论培训、临床培训和基层实践培训三个部分，并指出培训可以采取按需分程、必修与选修相结合的方式，具体可采用集中、分段或远程式理论培训、科室轮转、基层实践等形式。

（三）改革全科医生执业方式。全科医生可根据需要多点注册执业，可以在基层医疗卫生机构全职或兼职工作，也可以开办诊所。推行全科医生与居民建立契约服务关系。加强全科医生服务质量监管，并与医保支付、基本公共卫生服务经费拨付挂钩。

（四）创新全科医生激励政策和方式。建立以按签约居民数获得服务费为基础的新激励机制，完善到艰苦边远地区工作的津补贴政策。拓宽全科医生职业发展路径，完善职称晋升办法。

2011 年 7 月 7 日发布的《国务院关于建立全科医生制度的指导意见》提出，我国将把全科医生培养逐步规范为"5+3"模式，即先接受5年的临床医学（含中医学）本科教育,再接受3年的全科医生规范化培养。指导意见提出,在过渡期内,3年的全科医生规范化培养可以实行"毕业后规范化培训"和"临床医学研究生教育"两种方式,具体方式由各省（区、市）确定。今后,全科医生规范化培养方法和内容将逐步统一。指导意见提出,全科医生规范化培养以提高临床和公共卫生实践能力为主,在国家认定的全科医生规范化培养基地进行,实行导师制和学分制管理。参加培养人员在培养基地临床各科及公共卫生、社区实践平台逐科（平台）轮转。在临床培养基地规定的科室轮转培训时间原则上不少于2年,并另外安排一定时间在基层实践基地和专业公共卫生机构进行服务锻炼。指导意见提出,在全科医生规范化培养阶段,参加培养人员在导师指导下可从事医学诊查、疾病调查、医学处置等临床工作和参加医院值班,并可按规定参加国家医师资格考试。注册全科医师必须经过3年全科医生规范化培养取得合格证书,并通过国家医师资格考试取得医师资格;具有5年制临床医学本科及以上学历者参加全科医生规范化培养合格后,符合国家学位要求的授予临床医学（全科方向）相应专业学位。按照指导意见要求,临床医学本科教育要以医学基础理论和临床医学、预防医学基本知识及基本能力培养为主,同时加强全科医学理论和实践教学,着重强化医患沟通、基本药物使用、医药费用管理等方面能力的培养;从2012年起,新招收的临床医学专业学位研究生（全科方向）要按照全科医生规范化培养的要求进行培养。要适应全科医生岗位需求,进一步加强临床医学研究生培养能力建设,逐步扩大全科方向的临床医学专业学位研究生招生规模。

不仅要大量培养高素质能胜任岗位要求的全科医生, 更要做好全科医生的激励和保障制度以及继续教育的工作, 才能真正建立、健全全科医生制度。要进一步规范其培养模式和方式；统一培养内容、准入标准和执业标准；完善基本教育、突出人文精神、重视实践教育、加强继续教育。对于全科医生这样一种新的医疗理念和模式的推广，可以采取逐步试点，加大对民众的宣传力度，让民众能安心地接受全科医生的治疗。

医疗卫生系统作为与广大人民群众生命息息相关的行业，担负着保障人民身心健康的使命，生命健康权是人性最集中的体现，要保障人民的健康，不仅需要高超的医疗水平，更需要高尚的职业道德。医生的职业精神主要表现为爱岗敬业，热爱自己的岗位。只有这样，医生才能有不竭地动力去追求更高水平的技术和更好态度的服务；敬业才能在医疗行为中严格遵照规范，防范事故的发生，维护患者的利益。不断加强医疗队伍的职业道德建设，不断提高医疗队伍的技术水平，建立适应需要的全科医生制度，是加强医疗队伍建设的重要内容，也是构建和谐医患关系的基本要求。

第八章 提高患者群体素质是构建和谐医患关系的必要条件

患者群体指的是包括患者、患者家属、亲友及其代理人在内的一个利益共同体,在医患关系中是与医疗队伍(医方)相对应的患方。患方既是医患关系的主体之一,也是医疗行为的对象,更是医院法律关系的平等参与者之一。患方的素质直接影响和谐医患关系的构建。患者应该具备基本的道德素质和基本的医疗卫生常识,积极配合医生的治疗。只有双方相互理解,相互包容,才能够实现医患关系的和谐发展。因此,提高患者群体素质是构建和谐医患关系的必要条件。

第一节 增强患者群体的法律意识

一、医患法律关系就是由医疗法律法规在调整患者与各级医疗单位之间的关系过程所形成的权利义务关系

我国学术界关于医患法律关系的性质,主要有四种观点。第一种观点认为,医疗卫生事业中的各级各类医疗单位均具备行政主体资格,其医患关系是一种行政法律关系,并且是行政法律关系范畴中的行政合同关系。第二种观点认为,医方和患方之间具有平等的法律地位,符合民法的特征,是一种民事法律关系,应该由民法来调整。另外有不少学者在此基础上进一步指出,医患双方通过缔结医疗合同形成无名合同关系,是一种特殊的民

事法律关系。第三种观点认为，医方与患方是经营者与消费者的关系，患者就医是消费行为，医患关系应纳入《消费者权益保护法》的调整范围。第四种观点认为，医患关系既不归属于民法，也不归属于行政法，而是受独立的调整协商的医事法律关系的医事法调整。

在我国，系统的医事法体系尚未建立，而医疗行为又和普通的消费行为大相径庭，不能简单地适用《消费者权益保护法》，因而目前在我国把医患关系较多的定义为民事法律关系的一种，具有民事法律关系的特征，表现在：第一，医患关系的主体双方在法律地位上是平等的。因为，在一方提供服务，另一方接受服务的过程，双方之间不存在行政上的隶属关系，所以患者应该认清这其中的平等地位。患者一方面不要认为一旦进入医院挂号就诊，就要无条件地服从医院的安排，另一方面，也不能因为自己是消费者，便以"上帝"自居，对医护人员颐指气使。医疗行为是民事活动的一种，医患双方的法律地位也应是平等的。虽然医患之间有管理与被管理关系，只是因为医疗行业是特殊的技术性服务行业，一方对一方的依赖性比较大，使得双方在履行义务行使权利时并不是完全对应的。但不能据此否定医患双方法律地位的平等。

二、医患关系的双方不仅是平等的，也是等价有偿的

民事法律关系双方的权利义务虽然是平等的、对应的，但并不是相等的（实际上也不存在绝对相等的权利义务关系）。医患关系也是一样，双方在法律地位上平等，并不是说双方在每一项权利义务上一定相等，一方在某一方面的权利或义务可能大于或小于对方的，但总体上讲是平等的。双方权利义务具体表现在医患之间的服务与被服务、管理与被管理关系，即患者接受医疗服务就要服从医院的医疗管理；医方有权管理患者，就要提供全

面的医疗服务。

三、医患关系是民事法律关系中的合同关系，医疗行为一旦开始就是医患双方契约缔结的开始

医患双方可就合同的内容进行约定，按照《合同法》第 61 条、第 62 条的精神来理解。根据合同法来看，作为患者应当享受如下的权利：

（一）**知情权**。其中包括患者有权了解该院医疗服务的基本情况，各项医疗费的开支情况；有权在一定的范围内对医护人员或治疗方案进行了解、选择以及有权了解治疗的进程等。

（二）**请求权**。包括患者有权请求医方及时诊治疾病，有权解除医疗合同并请求医方停止治疗或请求出院，有权在自己的合法权益受到侵犯时请求赔偿，患者因医疗事故而致植物人或死亡等情况时，其家属或其监护人有权代替请求赔偿。而患者应当承担的义务是：一是交费的义务。患者应按规定或约定按时交纳医疗费、住院费及其他的合理开支。二是陈述病情的义务。患者应真实完整地陈述与病情有关的病史和其他情况，及时准确地向医护人员报告自己在接受治疗后身体的反应情况等。三是配合的义务。为有效地诊治疾病，患者应积极主动地配合医护人员的诊疗活动。包括按时接受治疗、按要求饮食起居等。四是接受管理的义务。由于医疗服务的技术性很强且涉及到患者的生命健康，因而医院的运转需要有高度严密的规章制度，这要求患者服从医方的医疗管理，如住院制度、陪护制度、治疗制度和疗养制度等。若患者违反了陈述病情、配合和接受管理的义务而造成医疗事故时，患者要自己承担责任或承担有过失造成的部分责任。

四、出现医患纠纷后,患方首先要冷静地分析引起纠纷的原因是否是医疗事故

根据有关数字统计,在 100 起医患纠纷中,只有小到 18 件甚至更低的属于医疗事故;在 267 例医疗纠纷的法医尸检案里,仅有 47 例最后被确定为医疗事故,只占 17%。所以,理性地对待医患纠纷,分清是医疗事故还是医疗意外,医疗事故中也存在无过错的情况,所以患方首先要确定医方是否在引起医疗纠纷的医疗行为中存在管理或举措上的失当,并且能提供有效的证据。这也是尊重法律诉讼的神圣和庄严,是患方决定走上法律诉讼之前应该思考的。在一些案件中,医院的确是在手术或医疗过程中存在一定的缺陷,但是不应该负主要责任。而患者往往抓住医院有过错的地方,提出高额赔偿要求,但却无法向法庭提供相应的证据。患者缺乏诉讼风险意识,是导致败诉的主要原因,相反盲目诉讼反而会导致高额的诉讼费用以及对司法资料的占用和浪费,也耽误了患方自己的时间和精力。

当患方确认纠纷医疗事故时,应当申请医疗事故鉴定,并且向法庭提供有力的证据证明这次纠纷的起因于医疗事故,责任方在医院方面。显然,起诉是当事人行使法律赋予的诉权,能否胜诉则另当别论。在此阶段,谁掌握主动权,关键是在举证。是医方主动,还是患方主动,双方会尽可能收集对自己有利的证据材料来证明自己的举证。最高法院颁布的新《证据规则》中,已把医疗纠纷案件列为特殊侵权,实行举证责任倒置,也就是说医患双方由于医疗行为产生了纠纷,应当由医院对其治疗过程中没有过错进行举证。作为患者仍应提供部分证据,比如与医院的医疗关系是否成立、提出与索赔金额所对应的票据等。在诉讼中如果一方能够提供充足的证据,而另一方却未能举证得力的话,要承担举证不力的败诉责任。同时鉴于医疗鉴定书的专业性和在法庭上作为重要的判定依据，所以患方在提起诉讼时最好能聘请专业性稍强或者对于医疗纠纷有处理经验的律师。

第二节 提高患者群体道德责任意识

一、和谐的医患关系要以诚信为基础

人们期盼和谐的医患关系，而和谐的医患关系应该以诚信为基础，平等、尊重、信任、默契、充满人文关怀和自己觉履行自己的义务。 医护人员有自身的义务，患者也有自己的法律和道德义务。履行自己的义务既是法律上的要求，也是道德上义不容辞的责任，同时也是一个公民素质的体现。医患纠纷之所以走上白热化的趋势，大多是因为患者运用暴力，进行"医闹"，阻碍医院正常工作，甚至危害医护人员的生命健康。在 2012 年最新公布的《关于维护医疗机构秩序的公告》 中第一条就明文规定：医疗机构是履行救死扶伤责任、保障人民生命健康的重要场所，禁止任何单位和个人以任何理由、手段扰乱医疗机构的正常诊疗秩序，侵害患者合法权益，危害医务人员人身安全，损坏医疗机构财产。所以患者在治疗过程中尊重、信任、配合医生的治疗；在纠纷发生后能克制情绪，保持清醒的头脑和理性的思维，不被不良信息影响、操纵，承担起自身的道德责任。

二、在诊疗过程中，患者要尊重医生、执行医嘱

医务人员为患者诊治疾病付出了艰辛的劳动，患者应尊重医务人员的人格和劳动，同时也应当相信科学，信任医生，配合诊断、治疗，执行医嘱，这既是建立良好医患关系的基础，也是提高医疗质量的重要条件和患者应该履行的一项义务。患者权利的行使必须遵守社会公共秩序和尊重社会公共道德及风俗习惯，不得损害他人合法权益。如患方在行使权利时，不得采取大

声喧哗等过激的行为,干扰其他患者的休息:不得采用辱骂侮辱医护人员等方式来侵犯医护人员的合法权利,不得干扰医院的正常工作。

三、患者就医时要如实向医生诉说自己的病史

患者就医时医生询问病史、既往史、家族史时,如果患者不真实、不实事求是地回答医生所问,讳疾忌医,或是故意隐瞒一部分难以启齿的症状、疾病、既往史、家族史等有关疾病重要信息,这不但会造成漏诊、误诊、误治,也可能造成医生无法举出客观真实的证据。临床中也有一些患者由于经济等方面的原因而拒绝医生的诊治,或不遵医嘱,如此种种,均可产生不利后果。倘若是影响公共卫生的传染病更是一项不可选择、不能自我决定的法定义务,必须根据传染病防治法规定有关原则,采取相应处理措施。如果拒绝诊治即构成对法定义务的违反,医疗机构和公安部门有权采取措施进行强制隔离治疗。

四、人都有利己的心性和谋求有利于自己功利的欲望,这种心性和欲望外显表现为对自身权利的诉求

但人既是个体的人,又是社会的人,人的自利与利他是互为条件、互相包涵。因此,追求自利,必须追求利他。只有利他的实现,才有自利的获得,互涵人生就是通过利他的方式来谋求有利于自己的生存与发展。　义务实际上是利他的表现,或者说是个体获得权利必须付出的代价。病人的生命权、健康权以及相应的享受医疗权、知情同意权等权利的实现,需要医务人员的尊重、履行救死扶伤的义务,同时还需要病人协助、配合医务人员,为医学的发展和培养合格的医务人员创造条件,以保证自己权利的实现。病人只有履行相应的义务利他,才能实现自己的权利利己。所以,义务是个人生存和发展的需要。

五、相应的权利对应相应的义务

在医患纠纷中,患方常常被看成是弱势群体,片面强调患方的权利,因而目前缓解医患矛盾的各种措施,无论是医学院校对医学生的医德教育、医疗机构的医德医风建设,还是媒体的舆论监督以及司法的介入,无一不是围绕强调病人权利、要求医方尊重病人权利展开的。但是我们应当看到这样一个事实:病人义务的缺失,必然导致病人对自己权利理解的片面性、诉求的绝对化,对义务的承担湮没在维权之声中。因而在医疗活动中病人往往片面地强调自己的权利,不愿承担相应的义务,在诸多方面拒绝与医务人员合作,导致医患关系紧张,酿成医患冲突。据了解,在需要病人配合的医学示教中,病人知情后不同意,导致医患关系紧张;或者虽没坚决拒绝,但内心对医疗机构、医务人员产生严重不满,成为医患纠纷的导火索;人工流产因有实习、见习医生在场而诉隐私权被侵犯甚至对薄公堂的事件时有发生并见诸报端。由此可见,医患关系是双边关系,仅从医务人员一方强调尊重病人的权利,忽略病人的义务,不可能很好解决医患关系紧张的问题。

医患关系作为社会关系的一种,更多的是一种人与人的关系,所以患者除了要承担医患关系中的法律义务之外,更多地是道德的责任。只强调"维权"不注重"自律"是普遍存在的现象,让患者明白自己的疾病状况并做出相应的医疗选择,是在向传统医学模式挑战以及与国际接轨方面迈进一步,但医患双方必须相互理解、友好合作,需要做出理性的调整,不能一味地强调知情同意权、隐私权、择医权……却不配合医院合理的诊疗方案,当治疗效果受到影响时,就会用"维权"来捍卫自己的利益,这样必然导致医疗秩序混乱,激化医患矛盾。

在现实社会中,医患关系是一种特殊的、具有暂时性的人际关系,但这并不否认双方的道德责任。患者、患者家属和代理人的责任的基本认知能力和选择能力仍然存在,患者所免除的仅仅是其不能承担的社会义务。比如,基本义务是保持健康和恢复健康,而要保持和恢复健康,须根据如何有利于实现这一目标的要求承担相应的责任。以自己健康的特殊性而把道德责任全部推委给医护一方,由医护一方独自承担责任是对医患关系的损害。患者责任的免除要看其是否具有正常的意识能力。医患关系作为社会关系的一个样态,医患双方应当承担彼此的责任,尽彼此的义务,共同维护这一关系,直到这种暂时性的关系被解除。

患者履行自己的道德责任,既是为维护和谐的医患关系作出自己应当的贡献,从长远来看也是维护自身的利益。缺乏病人道德义务的支撑,与医务人员不尊重病人的权利一样,难以构建理想的医患关系,从而影响病人现实的健康利益。但病人义务缺失隐含的更深层次的忧患是医学的发展前景对病人长远利益的冲击。病人不承担义务并长此以往,医生在医疗行为中难免出现保护自身的防御性医疗行为,倘若医生治病救人的出发点是为了保护自己,病情如何能得到治疗,医学如何能够发展,没有合格的医务人员和不断发展的医学,病人的长远利益又如何保证呢?

我们要求患者承担道德责任,并不是施加外在的强制手段强迫患者必须如此,而是作为一个具有正常意识能力的患者内在的自觉地应当承担这种责任,有显著的自觉性特点。而道德的自省和自觉源自于自身的素质的高低,履行道德义务完全是人们在对自己义务的高度认同的基础上,在内心信念的驱使下自觉的行为。病人只要具备了一定的道德素质,唤醒了道德义务意识,把医学的需要转化为自己内心的自觉,就能感到自由的快乐,真挚情感自肺腑流出,这样的人性化境界才有助于和谐医患关系的构建。

第三节 普及患者群体的医疗卫生常识

随着社会的进步，人们物质文明水平的不断提高，不少人对享有的医疗保健水平同其他生活水平一样有更高的要求，大部分患者对疾病治疗的预期自我实现也随之提高，都渴望医到病除。诚然，这是患者求医的根本目的，也是医务人员毕生追求的职业目标。但是，由于医疗服务对象千差万别，既有社会属性，也有自然属性，即使是一些常见病、多发病在不同的人身上，也会出现向复杂方面转变的可能，这是医学的无奈。所以患者在得病之前应该增强疾病预防意识，在进入医院之后要正确看待疾病，并且理解医疗行为的特殊性，尊重医生的独立诊疗权。但是有些患者认为既然花了钱，就要达到期望的目的。还有不少患者认为，到了医院，就是进了保险箱，医院有义务，更应该有能力医治好自己的疾病。并且在现实生活中，人们也习惯了等价交换，甚至期望得到更高的回报，如果把就医看作一种消费的话，那么往往是付出后而不能获得等值的回报。对此，很多患者及其家属不能理解和接受，一旦出现了医疗意外或不尽人意就容易引发医患争端。

患者常犯的错误是，没病的时候不注意健康，让他花一点钱去体检难上加难；而一旦疾病缠身又惊慌失措，砸锅卖铁一门心思寻觅名医，就好像这世界上真有包治百病的神医一样，疾病的发生重在预防。在健康的时候就主动学点医学常识，增强对疾病的认识和预防能力。实践证明，这也是许多患者得以康复的正确途径。 如"非典"的发生，给人们一个警示：全社会都要重视健康问题，讲究卫生、珍惜生命，对自己负责，对社会、对他人负责。

选择合理的生活方式,养成良好的行为习惯,合理营养、平衡膳食,保持健康,减少疾病的发生是患者基本义务之一。

医学是一门极其复杂性的科学,医疗上还存在着万千的未知数,一个一个有待攻克的"盲点"。并发症、过敏反应、医疗意外是随时都可能发生的,是当今许多医生无法回避和无能为力的。打针、吃药、做手术,都可能导致不可预料的后果。如果一出现意外情况,就追究医务人员的责任,那世界上还有谁愿当医生?这样苛求医生,医生还怎么敢冒99%的风险,去争取1%的希望?在交通事故中,一个驾驶员开车撞死一个正常人,少有看见有死者家属砍杀驾驶员或者烧毁汽车的事件发生。而在医疗活动中,患者常常因花钱没有治好病,就伤害医务人员,围攻医院。其原因就在于人们对汽车可能撞人的风险有所认识,有所理解,因而发生交通事故后,人们有一定的心理承受力,容易接受。而患者对于医疗活动的高风险却明显认识不足。

我国《医师法》第21条第1项规定,医师在执业活动过程中,有权在注册的执业范围内,进行医学诊查、病案调查、医学处置和出具相应的医学证明文件,选择合理的医疗、预防、保健方案。医师的这项权利在法律上称之为医师的独立诊疗权。换言之,医师的执业活动享有独立的选择决定权,不受其他人为因素的干扰。

独立诊疗权能够保证医师排除各种非正常的干扰,自由运用医学知识和经验,保证正常医疗秩序和医疗环境,为患者提供最优质的服务,最终达到最佳的治疗效果。知情权是患者了解有关情况后,做出自己认为最佳的医疗处分决定,其目的也是达到最佳的治疗效果。在实践中,医生提供认为最佳的医疗方案,征求患者的意见,因此这两种权利的本质是一致的、统一的。而现实生活中往往出现这样的情况:由于现代医学水平发展所限,医疗具有高科技性、高风险性、高侵害与高创伤及高服务性等特征,因此,医生很难全面认识每个患者与疾病相关的所有状况,也无能为力将贯彻知情同意所必须的全部相关信息告知患者,以致患者对医师的独立诊疗无法放心,对行使知情权要求较高。还有一种情况:患者中有相当部分的人群文化水平不高,医疗活动具有很强的专业性和技术性,即使文化水平较高的人,若不具备相当程度的医学知识,也难对这种纯技术性的决定做出独立自主的同意,以致患者无法理解医生的诊疗措施,对医师告知的内容无法准确判断,更无法自主选择。患者要不就是对医疗行为中的风险认识不足,要不就是想要避免承担风险,他们既要求了解最多的医疗信息,但同时却要求承担最低的责任和风险。就医师来说,他们要求取得最大的独立诊疗权,使工作的干扰减小,提高医疗效率,但同时也要求承担最低的责任和风险。因此,患者由于对医生独立诊疗权的认识不清,导致患者出现无法接受医生的讯息,做出及时有效地的选择与回应,另一部分患者可能过分捍卫自己的知情同意权,而干预医生的独立诊疗权,反而降低了效率,甚至有患者认为医生捍卫自己的独立诊疗权和病人的知情同意权是把医疗方案的风险推向了患者,是推卸自身责任的表现,加重医患之间的信任危机,破坏和谐医患关系的基础。因而维护好医生的独立诊疗权和病人的知情同意权之间的平衡,不仅是医疗队伍的责任,更加需要患者的理解和配合。

第四节　提高患者群体对社会舆论的辨别能力

在引发医患纠纷的各种因素中,存在着医方的不负责任和医疗过错;患方的道德缺失和行为的非理性以及其他社会因素,如媒体的恶意操作与宣传、医闹组织利用患方的悲痛心理以此威胁医方,敲诈勒索,从中渔利等等,这些不良的社会因素是构建和谐医患关系的绊脚石。但是这些不和谐的因素之所以能产生作用,是因为它们间接的作用于医患双方,尤其是患方,自认为是弱势群体,容易被其"绑架"。要摒弃这些因素的消极作用,需要患方增强认识,正确对待舆论导向,积极寻求第三方社会调解组织的帮助。

社会舆论对唤醒病人的道德义务意识有着巨大的作用。新闻媒体应该义不容辞、责无旁贷地担负起这一重任。对医患关系中出现的问题,客观的报道、公正的分析,对病人履行义务的肯定和对不承担义务的谴责,提倡合理利他的奉献精神,营造有利于病人道德义务形成的社会氛围,并潜移默化地促使病人适德义务意识的觉醒。如此,病人积极履行配合医疗等义务就会成为不用任何强制性规定且与国际惯例一致的自觉行为和社会风气,从而减少医患矛盾,进一步密切医患关系。与此同时,各种信息传播媒介也应积极参与到共同建设和谐医患关系的队伍中来,为构建良性循环的医患关系贡献一份力量。例如,网络、电视、广播等媒介应积极宣传医务工作者与患者和谐相处的正面信息,并且正确引导患者与医务工作者和谐相处,避免对医患冲突的夸大或不实报道,应尽量还原事实的真相,承担起媒体的责任,这样才能为构建和谐的医患关系营造一个良好的氛围。

随着传媒业市场化竞争的日益加剧,各家媒体为了维持和扩大受众面,竞相推出大众感兴趣的热点新闻,以达到扩大市场占有率的目的。他们常常把医患关系理解成为商业流通中消费行为关系,而不考虑医学的风险性和不可预知性,由于公众对医学知识相对缺乏和对医疗工作高风险和局限性的不理解,媒体过份渲染、刻意炒作,强调患方的弱势群体地位,并带有明显的感情色彩,于是医生成了患者假想中的"敌人"与法庭上的"被告",院方的合法权益和正当权利没有得到应有的珍视,媒体的这种行径对医患关系紧张起了推波助澜的负面作用。医生和患者原本是站在同一阵线,一起对付共同的敌人——疾病。在媒体过度炒作中,医生和患者被人为划成对立的两面,加上部分媒体片面的把医患关系矛盾点理解为商业流通中的消费行为关系,强调患方的弱势群体地位,放大部分医生收红包拿回扣现象,媒体试图扮演锄强扶弱角色以唤起大众的共鸣,对医患冲突直接起着推波助澜的作用。

目前由于受社会舆论的影响,患者对医院和医生的信任度大大降低。很多患者诊断时不相信医生,开药和做检查时又认为医院是在骗钱。有的患者从住院第一天起,就每天要求复印病历,以"保留证据",更有甚者在医生做检查时用录像机在一旁拍摄。有些患者通过杂志、电视等渠道了解了一些有关的医学知识,就将自己的病与其联系和对号。他们对疾病有一套自己的想法,希望医生能够按照他们的意愿来开药。另外,有些患者对用药存在偏见,有的人只想用中药,而有些只偏重国外进口药。还有一些病人,渴望药到病除,对于用药的品种和计量都有诸多苛求。尤其是对于抗生素的使用,医生出于健康的考虑,减少使用剂量,便会招致患者的怀疑。如今全民范围内的抗生素滥用现象,其中不乏患者自身的责任。医生如果不能满足患者的治疗要求,他们就会认为医生想推销什么药。其实这些患者的想法很多都是片面的,甚至是不科学的。医生毕竟对患者的疾病有过专业系统的学习,了解的医学知识要比患者多。医生知道什么药对治疗某种疾病更有效。患者听从医嘱,才有利于自己康复。

而患者对医护人员的偏见与媒体的过度报道有密不可分的关系。新闻媒体日渐增多,他们对影响人们的日常生活及其他方面起了重要的作用。医院也需要媒体的监督。然而有些本不属于医疗事故的纠纷也先后登上了某些媒体的重要版面,或对某些后来不属于医疗事故的事例缺乏后续报道,这不仅恶化了医患关系,也侵害了医院的名誉权。因此,对于社会传媒来说,正确的宣传舆论引导是构建和谐医患关系的重要手段。而对患者而言,如若对于媒体铺天盖地的医患纠纷报道不加以思考和鉴别,一味地指责医方,加剧对医方的不信任,终究不利于和谐医患关系的形成,最终受到伤害的仍然是患方自身。因此,患者需要以科学的态度对待当前医疗服务水平,客观公正地评价医务人员,充分理解和尊重医务人员的辛勤劳动,用实事求是的态度认识到当前医学发展和各项诊疗技术的局限性、风险性。

　　患方还应该辩证地认识媒体的作用,优质的、有社会责任感的媒体对于传播基础的医疗卫生知识、医疗卫生法规和客观正面的报道能为广大民众提供有用的讯息,提升他们的认识。患者对信息的准确接收和正确理解是实现知情同意的前提条件,针对目前大多数患者总体上医学知识缺乏的现状,各方充分利用宣传栏、报刊、电视、广播、网络等宣传载体广泛提供全方位、多层次、重实效的卫生宣传,患方可以借此提高医学知识水平,客观地理解医学技术的真正含义,提高接收和理解医疗信息的能力,积极有效地监督卫生单位的医疗活动,真正有效地履行自己作为患方的义务,也能更好地捍卫自身的权利。

第五节　增强患者群体对第三方调解组织的信任

　　在社会主义法治社会中,为了构建和谐医患关系的需要,为了更好地维护患者的正当权利,越来越多的第三方调解组织建立起来。调解机制的介入,在医患双方之间架起了沟通的桥梁,在调解时双方地位对等,使得和解变得可能。调解的成功有利于有效缓解医患关系,有利于稳定社会秩序、建设和谐社会。这种调解机制的建立,为患方维权之路的多样化提供了可能。在医患纠纷发生之时,患方既能避免忍辱负重,也不用因担心被高额的诉讼费用所累而剑走偏锋,选择和医闹组织合作,妨碍医院和他人的正当权益,让维权之路反而违法。这种第三方调解程序的便利性和处理的灵活性与合理性是调解的优势所在,具体体现在:调解程序非正式化,有利于当事人本人参与纠纷的解决,即使当事人本人行为能力较弱也不致于影响调解的结果;不公开的调解过程使当事人的商业秘密和个人隐私免于暴露;规范适用的常识性和广泛性使当事人易于达成一致满意的处理结果;调解还可以在一个受控制的安全氛围下,通过开展对话重建被破坏的相互关系。通过调解方式处理医疗纠纷,一方可以解释纠纷背后的原因,对已造成的伤害表示遗憾,另一方公开接受道歉并与被告达成调解协议,这些对当事人双方都是巨大的解脱。调解当事人通常都希望取得双赢的效果:这样的调解往往让双方免于争论而是在一定程度上达成妥协。

　　然而,这样的第三方调解组织一般遵循一个基本的条件:调解以当事人自愿为基础。无论是调解的进行、调解协议的达成还是调解协议的履行,都需要当事人的自愿和合意。当事人的自愿是调解能否进行的基本条件。基于这样的原则,患方只有积极主动地和第三方调解组织联系,才能获取帮助,调解纠纷,既能维护自身的权益又能尽可能地减少伤害和费用。第三方调解组织是应患方的诉求而生的,是除诉讼之外另一条可行之路,患方应该对于这样的组织予以充分的信任,把其看作是维护自身利益的工具,只有得到患方的信任和支持,第三方调解组织才能发挥它在构建和谐医患关系中的作用,才能保护患方的权利。

第九章 发挥社会各方作用是构建和谐医患关系的有效途径

随着社会的不断发展,医疗服务水平的不断提高,医生与患者的紧张关系也频频凸显, 医患纠纷不断出现并成为一个社会事实。现今,医患纠纷、重大的医疗事故已经成为影响社会和谐稳定的一个重大社会问题。因此,构建和谐医患关系,不仅是保障医院、医生、患者利益的重要举措,更是构建和谐社会的客观要求。由于医患关系本身往往并不简单地仅与医生、患者个人相关,它涉及到医院体系、医疗队伍、患者的家庭、国家的医疗监管制度,甚至与医药科学技术等等关联,这就使得构建和谐医患关系变成一项十分复杂的系统工程,需要从多方面着手和努力,需要社会的统一协调。因此,构建和谐医患关系,必须充分发挥社会各方的作用。

第一节 充分发挥人民调解组织的作用

调解是指纠纷的双方当事人在中立第三方的主持下,就双方的实体权利义务安排达成一致,协议解决纠纷的过程。《中华人民共和国人民调解法》第 2 条规定,人民调解是指人民调解委员会通过说服、疏导等方法,促使当事人在平等协商基础上自愿达成调解协议,解决民间纠纷的活动。人民调解实际上是一个当事人在人民调解组织主持下协商订立契约的过程 , 是指双方当事人在第三方的主持下,以社会公德为基础,以国家法律、法规、规章和政策为依据,对纠纷双方进行斡旋、劝说,促使他们互相谅解,进行协商,自愿达成协议,消除纠纷的活动 。 由于调解不具有国家强制的特征,因而通过调解组织来解决医患纠纷具有行政调解和法律诉讼无法比拟的优点,在实际生活中,由于调解本身是因地制宜,自然、自发地形成和组织起来的,因此各个地方的实际做法往往有相当的差别。具体来说,在 2010 年 5 月司法部、卫生部、中国保监会三部门联合下发"关于加强医疗纠纷人民调解工作的意见"之前,全国先后大致出现了南京、北京、上海、天津等四种代表性的医患纠纷调解处理模式。这一模式体现了各地的优势,积累了一定的经验。但是,我国地域辽阔,中西部地区经济发展不平衡,法治建设的快慢也有差别,表现为各地区之间、大城市与中小县市、大都市与乡村地区(熟人社会)的医患矛盾也呈现不同形态,许多欠发达地区医院面对的问题比北京、上海、天津等大城市的情况还复杂。因此,在医疗纠纷调解制度的设计中,需要结合其具体情况,对调解人员素质、患者的文化水平、医学常识、法律意识,以及熟人社会等多方面因素进行综合考虑,因地制宜地指定本地域的人民调解方式,更有效地解决医患纠纷,构建和谐医患关系。

一、人民调解组织解决医患纠纷的特点与优势

人民调解委员会是调解民间纠纷的群众性自治组织,其成员一般由具有相关知识和能力的社会普通成员组成,在解决社会纠纷、促进社会稳定与和谐中发挥着重大作用。医疗纠纷人民调解委员会(以下简称医调委)隶属于人民调解委员会,是专门处理医疗纠纷的调解机构。以"医调委"为中心的医患纠纷解决模式非常有效地解决大量医患纠纷,取得了良好的社会效果。具体来说,"医调委"解决医患纠纷主要有如下特点和优势:

(一)"医调委"调解医患纠纷的特点

在我国,"医调委"是解决医患纠纷的最重要主体,作为双方当事人纠纷的裁决者,它不仅明确了医患双方法律上的权利与义务,更是医患双方冲突爆发的调节剂,协调、舒缓着医院、医生与患者的紧张关系。具体来说,通过"医调委"解决医患纠纷主要有如下特征:

无偿调解。由于医疗保险制度迄今尚未在全国范围内得到有效的贯彻和落实,因此,绝大多数医患纠纷仍然是围绕医、患双方之间经济利益分配而产生的矛盾和争议。在现实社会生活中,在绝大多数的医疗事故、医疗过错损害赔偿纠纷以及医疗服务合同纠纷中,双方当事人往往也只关注经济赔偿,因此,建立不以经济利益为导向的医患纠纷柔性化的调解机制便适应了形势的要求。《关于加强医疗纠纷人民调解工作的意见》(以下简称为《意见》)明确规定,"医调委"应当提供无偿调解服务,不收取费用。这就避免了"因病而贫,因诉而更贫"现象的发生,进而从根源上而保证了"医调委"解决医患纠纷的社会效果。这就避免了"因病而贫,因诉而更贫"现象的发生。"

专业的调解人员。根据《意见》的要求,各地"医调委"应当组建一支由具有法学或医学专业背景,较强专业知识和较高调解技能的相关人员构成的调解队伍。注重吸纳离退休医学专家、法官、检察官、警官,以及律师、公证员、法律工作者和人民调解员;涉及保险工作的,应有相关专业经验和能力的保险人员。因此,在人才支持上,"医调委"与司法机关工作人员的单一学科背景相区别,能够应对复杂、困难的社会现实,满足社会经济发展、社会变迁的需要。另外,逐步建立起的专、兼职相结合的医疗纠纷人民调解员队伍,能够避免在通过诉讼途径解决纠纷时出现的,受理案件的法官等司法人员因欠缺相关医学知识而使案件审理困难的情况,从而降低了裁判结果的不公正系数。

与医疗责任保险相辅相成。《意见》规定："保监部门要鼓励、支持和引导保险公司积极依托医疗纠纷人民调解机制，处理涉及医疗责任保险的有关保险赔案，在医疗纠纷调解委员会主持下达成的调解协议，是医疗责任保险理赔的依据。"前文已经提到，建立医疗责任保险制度是和谐医患关系，解决医患纠纷的重要杠杆，而通过"医调委"调解达成的调解协议，能够作为医疗保险理赔的根据，这就有利于形成医患纠纷人民调解和保险理赔互为补充、互相促进的良好局面，有利于医患纠纷的系统解决。医患纠纷的人民调解与医疗责任保险相互依托、相辅相成、有机融合，共同构成现阶段我们解决医患纠纷的重要手段。

调解协议书具备一定的法律效力。最高人民法院颁布的《关于审理涉及人民调解协议的民事案件的若干规定》第一条规定：经人民调解委员会调解达成的、有民事权利义务内容的，并由双方当时人签字或者盖章的调解协议，具有民事合同性质。《最高人民法院关于建立健全诉讼与非诉讼相衔接的矛盾纠纷解决机制的若干意见》第二十条也规定，人民调解组织调解达成的具有民事合同性质的协议，经调解组织和调解员签字盖章后，当事人可以申请有管辖权的人民法院确认其效力。当事人请求履行调解协议的，可以向人民法院提起诉讼。因此，经过"医调委"调解达成的调解协议受到法律体系的保护，当事人不得擅自变更或者解除，这就为调解协议的履行提供了国家权力的支撑。另外，经"医调委"主持达成的调解协议，可以作为医疗责任保险理赔的依据。当然，由于调解内在的自愿属性，"医调委"主持下达成的协议并不当然地具有强制执行的效力，不能向人民法院申请强制执行。

（二）"医调委"调解医患纠纷的优势

通过"医调委"调解医患纠纷的特点，我们看到了"医调委"

在调解医患纠纷时的巨大潜力和优势,总的来说,通过"医调委"解决医患纠纷主要有如下优点:

方便群众生活、调解效率较高。"医调委"的组织方式、组成人员、工作方法都十分自由、灵活,而且,"医调委"往往建在医院附近,方便医、患双方的进入与协调。另外,大多数省份规定"医调委"调解案件应当在一个月内结案,这显然比法律诉讼简易得多,保证了"医调委"解决医患纠纷的较高效率。"医调委"调解医患纠纷,可以多次调解,如果医患双方不接受调解结果的,可以随时终止调解,这一灵活多变的工作方法能满足当事人的各种要求,适应复杂多变的社会现实。

保障医疗秩序、维护社会稳定。医疗改革是一项关系国计民生的大事,也是"医调委"存在的宏观社会背景与土壤,因而,"医调委"的根本宗旨也指向改善民生。医患双方和解往往具有不对称和不平等性,所以,一些地区强制规定,医疗机构仅能就一定数额范围内的患者赔偿请求进行和解和赔偿,超过该限额必须交由法院诉讼或者医调委调解,这一举措充分地发挥了公平公正"医调委"第三方的角色功能,帮助医疗机构有效地规避"医闹"的风险。除此之外,调解的时限限制(一般为一个月)——当事人在时限内申请调解就接受,否则,"医调委"就不再受理——也化解了医患纠纷久拖不决的社会难题。不被受理的医患纠纷只能通过正式的国家法律诉讼制度进行解决,也使得"医调委"避免介入更为复杂的医患纠纷,维护了自己的公信力和声誉。

法律地位明确、执行力度较强。现阶段,我们已经有了《人民调解委员会组织条例》、《人民调解工作若干规定》、《关于加强医疗纠纷人民调解工作的意见(2010)》《中华人民共和国人民调解法》(2011)等一系列关于调解组织和调解工作的法律法规,规范了人民调解委员会的运行,也为"医调委"的成立运作提供了法律依据。实际上，虽然有国家法律条文的明确规定，但"医调委"是群众性自治组织，不代表任何政府部门，是受群众之托化解群众之间发生的矛盾纠纷的中立第三方，人民调解员与纠纷当事人地位平等，保证了调解裁决的公平公正。在实际工作上，"医调委"接受当地司法行政部门的工作指导，接受人民法院的业务指导，接受社会各界监督，这使"调委会"能更有效地处理各种医患纠纷，保障了医患双方的合法权益。另外，调解协议一定程度上的法律效力也有效地保障了调解的顺利执行，和谐了医患关系。

普及医疗知识、消除民众误解。除了快速、高效地解决医患纠纷本身外，"医调委"调解医患纠纷的过程更是一个普及医学知识的过程。相当多的"医调委"吸收了人大代表、政协委员、司法工作人员以及媒体，因此，调解工作的广泛展开往往能让社会各界更加理解医疗事业的风险性，加深了民众对医疗事业、医学知识的真实认知，促使公众能更加客观、理性地看待医患纠纷，为医疗事业发展、医患关系的和谐建设提供了广泛的社会基础。

二、调解组织解决医患纠纷的主要模式

（一）南京模式：营利性中介机构完成调解。早在 2003 年，南京市就出现了名为南京民康健康管理咨询服务有限公司的机构，专门从事医患纠纷的调解与研究工作，开创了专业服务机构介入医患纠纷调解的先河，为后来的人民调解组织解决医患纠纷提供了有益启发。

中介性机构介入调解的特点是以专门性的公司制企业提供调解服务，协调医患纠纷的处理，具有专业性，能提供个性化的调解服务，适应各种特殊情形，减轻了政府和法院的负担。另外，完全依赖社会自身的力量来化解矛盾纠纷，有利于社会的整体进步，同时也是拓宽企业的发展领域、延展社会经济活动范围的重要创新。但是，由于公司制企业以营利为目标，调解的客观公

正值得怀疑,中介机构为了经济利益,可能会导致调解演化为公司、医院联手利用专业知识壁垒欺瞒患者的骗局,或者公司、患者联合骗取医院钱财的闹剧,不利于社会稳定和医患纠纷的最终解决。调解机构追逐利益的本质,难以避免"因病而贫,因诉而更贫"等现象的发生,医、患双方利益博弈由另外的利益方来加以裁决,往往会导致中介机构陷入"既当裁判员,又当运动员"的尴尬境地。而且,先付费、后服务的方式进行医患纠纷的调解往往难以保证调解的质量,尤其是遇到重大、疑难的医患纠纷,预先的价格不能完全支付中介机构的调解成本时,医患纠纷的解决就会存在更大的疑难,甚至激化。另外,完全依赖医、患双方自愿履行调解协议的美好期望显然只能是一种空想,不具有法律认可效力的调解协议在执行时的困难也考验着中介机构解决医患纠纷能力与智慧。

虽然,南京模式不够成熟,还十分不完善,但是这一模式开启了人民调解组织介入医患纠纷解决的先例,为社会依靠自身力量解决社会的重大问题提供了非常有益的思路。

(二)北京模式:由医疗责任保险承保公司指定调解机构进行调解。2005年,北京市医疗责任保险承保公司太平保险公司负责承保了西城、昌平两区的医院,并指定北京医学教育协会医疗纠纷调解中心做纠纷调解;中国人民财产保险公司则负责其他十六区县的医疗纠纷处理,指定北京卫生法研究会医疗纠纷调解中心调解医患纠纷。这样的一种指定方式开启了调解组织介入医患纠纷的一种新模式。两个医疗纠纷调解中心都拥各自的由医学法学专家组成的专、兼职专家团队,在接到医患纠纷调解的申请后,中心便进行调查取证以确认是否属于医疗责任保险范畴,并决定是否受理。

由医疗保险责任公司指定的调解机构进行调解,能够保证医患纠纷协议的顺畅履行，也便利于保险公司承担医疗责任，而且，具有法律资格的专职机构来进行纠纷解决，能确保医疗纠纷调解裁决的全面性和专业水准，能够在很大程度上保证调解的公平公正。但是，简单地由保险责任公司指定调解机构进行调解，剥夺了当事人程序的选择权，得不到当事人双方完全的承认与信任，容易使医患双方，尤其是患者产生不公平心理感觉，最终不能完全彻底解决医患纠纷。而且，专业化的调解机构进行调解往往成本较高，而最终这些成本都会分担给医患双方，不是以利益分配为主要内容的医患纠纷的合理解决方式。另外，值得注意的是，专业化的医患纠纷调解中心违背了调解"来源群众，服务群众，便利群众"的基层特色，运用专家等专业精英人士进行调解往往会使患者感觉到陌生，也滋生了精英群体运用知识壁垒牟取不当利益的可能。

北京模式是一个有益的尝试，尤其是让保险公司参与到医患纠纷调解中来的思路，有利于将人民调解和医疗保险有机结合起来，这是我们未来完善人民调解时值得借鉴的方面。

（三）上海模式：医疗纠纷人民调解委员会进行调解。2006年，我国第一家专门的医疗纠纷人民调解委员会在上海市普陀区成立，由此，该地区的医患纠纷主要由该区医疗调解委员会（以下简称"医调委"）进行调解解决。具体来说，发生医患纠纷后，双方当事人可以向调委会提出申请，调委会受理立案，随后，由医学专家和律师进行医学技术评估和法律服务，在医学专家和律师技术服务和法律意见的基础上，"医调委"再派出相关的人民调解员进行调解。人民调解员可以根据医院、患者双方协商共同选择，在协商不成的情况下，由"医调委"指定。

由于"医调委"隶属于人民调解委员会，其经费主要由同级政府财政拨款、社会捐助、公益赞助、医疗机构资助等综合的方式予以保障,因而,在这样的调解模式下,调解是免费的,这就最大化了医患双方之间关心的经济利益,具有较高的可接受度。由于不需要依赖于医患纠纷双方的利益来维持机构的有效运行,因此,由"医调委"来进行医患纠纷的调解往往能保证裁判方的中立,从而做出公平公正的调解。另外,"医调委"与国家正式组织之间的高度关联能够获得患者较高的信任度,有一定国家权威支撑的调解协议也往往能够得到更有效的履行。但是,由于各地区经济、文化、社会发展水平不一,人民调解组织的结构在有些地区还不是十分健全,这就为建立以"医调委"为核心的医患纠纷解决方式带来了非常大的困难,同时,人民调解员数量、素质的日益降低也为这一模式的推广带来了巨大困难。

上海模式是较为有益的尝试与实践,它充分地发挥地方特色和原有社会资源来解决医患纠纷,获得了较高的社会满意度,取得了良好的社会效果,也为后来的各地区建立"医调委"为中心的医患纠纷解决方式提供了方法和经验。

(四)天津模式:由医疗纠纷仲裁委员会进行调解。天津仲裁委员会医疗纠纷调解中心于 2006 年 12 月成立,它隶属于天津仲裁委员会,是其下设的一个分支机构。医疗纠纷仲裁委员会(以下简称"医仲委")聘任相关医学、法律专家专门从事医患纠纷调解工作,仲裁员、调解员都是兼职人员,与仲裁机构没有直接隶属关系。医患纠纷法伤后,医、患双方当事人在协商同意的基础上自愿将纠纷提交"医仲委"调解,"医仲委"受理后,由双方当事人协商选择仲裁员或调解员,协商不成的,可以由委托"医仲委"主任指定的调解员裁决决纠纷。

由仲裁委员会的附属机构进行医患纠纷的仲裁与解决,是在建立在仲裁委员会原有制度基础上的有益创新。根据《中华人民共和国仲裁法》的规定,仲裁调解书一经当事人签收或者裁决书一经作出即发生法律效力，当事人不能就同一纠纷再申请仲裁或者向人民法院提起诉讼,也不能上诉。同样,"医仲委"所作出的仲裁裁决也具有法律效力,一经双方当事人签收,即发生可以申请国家公权力强制执行的效力，这显然对于保证裁决的顺利执行,敦促医患双方履行各自的职责具有重要意义。但是,选择"医仲委"进行仲裁裁决同样需要医患纠纷当事人付出相应的裁决费用,并不是当事人、尤其是患者的最佳选择。而且,"医仲委"的专家、学者往往是理论方面的大师,但缺乏实际生活经验,兼职的工作状态也使得他们不能充分地调查和了解相关医患纠纷的所有细节,最终不利于裁决的全面、客观、公正。

当然，利用仲裁委员会已经发展得较为完善的组织机构和丰富的裁决经验来解决医患纠纷的矛盾和难题，是一种目前可取的近路,吸收专家进行医患纠纷的解决,也是我们创造性地解决医患纠纷的努力方向。

三、进一步完善人民调解组织解决医患纠纷的几点思考

通过"医调委"解决医患纠纷正彰显出其在解决医患纠纷中日渐重要的作用与角色。而且其整体上所具有的平等性、自愿性、经济性、便捷性、缓和性等优点在实际生活中发挥了巨大功效,是现阶段我国解决医患纠纷的有效方式。但是,医患纠纷人民调解模式在一些细节上还有待完善之处，在作为普遍的医患纠纷解决途径之前,需要我们在对现有模式进行深入研究、理性审视的基础上进一步思考，为该模式的继续普及和完善提供依据。具体来说,我们认为,通过人民调解组织解决医患纠纷需要从如下方面加以改进:

(一)保证调解人员的专业性,调动其参与调解工作的积极性
我国智力资源分布较为集中,因此,高水平的法律和医学专

业人才，以及具有交叉学科背景的复合型专业人才多分布在高校较为集中的城市。在中小城市，这种智力资源的相对薄弱导致的各地区医调委调解人员素质不平均，必将制约部分地区医调委的调解能力。因此，各地在建立医疗纠纷人民调解委员会的同时，应当注重放眼更大的区域，例如以省为单位，以省会为中心，建设人才库，辐射并服务于下一级别城市的医疗纠纷调解工作，而非单个城市的单打独斗。这种不局限于各个县市的人才库建设，能够满足医疗纠纷调解队伍对职称和学历的高要求，而且在保证调解的公正公开性的同时，缓解长期以来熟人社会对医疗纠纷鉴定等工作的制约，通过程序设置的公正以实现调解实体内容的公正。

另外，人才不足必将成为在经济欠发达地区设置"医调委"模式的最大障碍，而经费短缺又将使得招揽人才在事实上变得不可能。所以，一方面，在各级政府保障基本费用的同时，应当将国家财政和地方财政纳入为共同保障各地"医调委"的经费来源。在一定程度上，应当允许各地"医调委"根据调处案件的数量、质量、防范效益，按约定从医责险保费中提取一定比例的费用，但是提取的费用与保险赔付不挂钩。另一方面，应当比照事业单位的编制，将"医调委"的调解员作为单位员工对待，并开具工资，同时为专家库中的专家依据个案支付咨询费，调动"医调委"工作人员的工作积极性。

(二)坚持调解的独立性,确保医疗纠纷人民调解的公信力

通过人民调解组织来调解医患纠纷，之所以取得卫生部门和患者的信任，获得社会各界的认可，主要在于其"第三方"调解属性。处于"中立"的位置，属于非医、非患者的第三方，是医疗纠纷人民调解的优势所在。而且，确保医患纠纷人民调解的公信力，不仅仅靠调解组织的"第三方"属性和优势，它也与医患纠纷

人民调解员的素质密切关联，这又进一步与培养专业的调解员相关，使得人民调解组织的发展成为一个系统工程。因此，必须科学合理建立医疗纠纷人民调解员队伍，大力提高现有人民调解员队伍的业务素质，优秀的调解员是调解公信力的根本依靠。

（三）加强法院与医疗调解的衔接，赋予调解协议强制执行力

依据现有的法律规定，人民调解协议不具有强制执行力，这无疑成为阻碍调解制度进一步发展、降低调解可适用性的一大障碍。而对于医疗纠纷达成的人民调解协议，往往伴随着较高的成本投入，承载着患者一方更加迫切和现实的期待，因此可以考虑以权威立法的形式赋予医疗纠纷人民调解协议更强的法律效力。在操作程序上，可以考虑在"医调委"和人民法院之间建立起更加密切的衔接机制。即医患双方当事人在医疗纠纷调解委员会协调下一经达成协议，就可以向人民法院申请司法确认。人民法院对该协议内容的审查仅限于程序性审查，只需确认调解协议是当事人真实意思表示，没有损害国家、集体和第三人的合法权益，没有违反法律的强制性规定的，通过制作民事调解书的方式依法确认其效力，赋予其强制执行力。这样，调解协议就能以国家公权力作为最后的保障和支撑，充分地调动各种社会资源来解决医患纠纷，是"医调委"解决医患纠纷的发展方向。

（四）充分发挥人民调解组织在医疗纠纷处理中的作用，避免人民调解的行政化倾向

在医疗纠纷人民调解的产生与发展过程中，地方党委和政府起了重要的推动作用。为了推动医疗纠纷人民调解工作，各地大多成立了多部门联合领导小组或者指导委员会，各部门分工协作负责落实　。卫生和司法行政部门更是医疗纠纷人民调解的积极推动者，多次联合发文，联合召开会议，联合或分别出台相关政策，推动建立医疗纠纷人民调解委员会。但是个别地方也出

现了模糊医疗纠纷人民调解委员会的民间调解属性的倾向或苗头。我们认为,要保证医疗纠纷人民调解工作的可持续发展,保证其生命力,必须坚持医疗纠纷人民调解委员会的民间调解属性,避免医疗纠纷人民调解出现行政化倾向。要坚持调解自愿的原则,不能一旦发生医疗纠纷一律半强制性进入医疗纠纷人民调解委员会调解。要坚持调解独立的原则,避免地方行政部门干预调解工作,变成行政调解。还要避免医疗纠纷人民调解司法化,发挥人民调解灵活、便民的优势。

第二节　充分发挥社区自治组织的功能

所谓社会自治组织,是指一定范围的社会成员自主自愿组成,实行自治自律,为维护和发展共同事业、共同利益和社会公共利益,对其成员提供一定的公共管理和公共服务,不以营利、政治及宗教为目的的社会组织 。随着社会的不断发展,过多的国家权力开始向社会回归, 从单一的政府管理向政府管理和社会自治相结合方向发展, 社会的公共管理与公共服务也从国家包办,发展为国家和社会主体联合分担,可以说,社会自治的不断发展是当今世界的趋势和潮流。改革开放以来,我国的民主法制不断发展,社会主义市场经济体制建立与完善,为社会自治组织的快速发展提供了必要条件, 我国的社会自治组织也开始承担起相关的公共管理和公共服务职能。一般来说,社会自治组织包括,职业自治组织、行业自治组织、学术自治组织、社区自治组织等四种类型,其中,社区自治组织与社会生活中的个人接触得最为广泛和深入,是社会自治组织的典型。社区组织与当前居民生活的各个环节密切相关, 在居民生活的各个方面都占据着重要作用。在城市,居民的教育、健康、文娱生活都依托于社区进行,社区的内部秩序也极大地由居民委员会来维护和保障;在农村,村民的生产、教育、医疗与社交活动都以社区为载体,"一家的事情,大家齐齐来帮忙"成为农村居民的基本生活型态。实际上,社区基本价值的体现,不仅仅在于对居民正常生活的维护和保障之中,更表现为在居民生活遭遇到一定困难时对居民的关心和保护。具体来说,在医患双方的矛盾和对抗中,社区组织以其本身的特质和功能来化解医患纠纷,并在加强自身建设的同时为建构和谐的医患关系培育良好的社会环境,未雨绸缪,为维护社会稳定贡献自己的力量。

一、调节医患双方关系,有效化解医患纠纷

社区作为居民生活在其中的基本社会单元,其与居民之间的密切联系往往能够为患者提供实际的力量支撑和心理安慰,对失范的居民个人提供相应的社会控制,以此来具体地调节医患双方的关系,有效地化解医患纠纷。

除了对患者有力的力量支持之外,必要的心理安慰往往也对解决医患纠纷具有重要的现实意义。具体来说,实际上,很多医患纠纷之所以产生、进而激化,主要是由于患者一方的情绪受到相应的刺激所造成的不平衡心理状态所致。试想,患者家属在失去一位亲人时的痛苦往往是令人难以忍受的,而这时,医院的任何一点不当,如服务态度、行政化的办公程序等等都会导致医患纠纷的发生和激化。因此,由社区组织这一与居民生活接触非常紧密的自治团体对患者及其家属予以心理安慰和开导就显得非常重要,一方面,这样的心理安慰能在一定程度上防止医患纠纷的发生;另一方面,在医患纠纷已经发生后,心理安慰也能为医患纠纷的顺利解决提供重要的感情支持,促进医患关系的和谐。另外,社区的心理安慰还对舒缓患者及其家属的情绪,维持居民个人的心理健康起有着重要意义。

　　社区组织还能促进对"医闹"的有效解决。"医闹"是医患纠纷的极端表现之一,它不仅破坏了医院的良好形象,而且对社会稳定、和谐社会的建设也产生了巨大的负面作用,因此,消除"医闹"现象成为建设和谐医患关系的重要组成部分,也是遵循科学发展观的客观要求。实际上,构成"医闹"的现实原因非常复杂,它不仅仅是医院、医生医疗失误的结果,更多的是,它往往包含了患者及其家属的投机心理,另外,媒体、舆论的夸大报道、国家一味"维稳"的管理体制也为"医闹"提供相应的信念支撑于制度支持。总的来说,消除"医闹"是一项具体而又系统的社会任务。在社区中,由于社区组织具有管理社区居民的当然义务,而且,从社区的功能上来看,社区具有社会控制的功能,能够对一些道德水准较为低下的居民进行良好的规范和管理。因此,利用社区组织对"医闹"进行治理,以社会共同体强大的舆论压力对相关患者及其家属进行约束,往往能取得意想不到的效果,是有效地解决恶虐医患纠纷的重要工作方法。

　　二、健全社区福利保障,预防医患纠纷发生

　　社区福利保障功能是指社区通过自身的有效组织,建立健全社区内部的互助合作、医疗卫生、扶贫扶弱的管理体系,把相应的慈善团体、福利部门的力量组织起来,为社区成员提供相关的福利和服务。具体来说,在医患关系中,社区的福利保障功能主要发挥如下作用:

　　(一)社区福利保障功能对居民疾病的有效预防。一般来说,社区是一个完整的生活共同体,除了满足居民的教育、文化、娱乐等生活需要外,医疗保健也是社区必不可少的基本功能。在城市,社区包括相应的社区诊所、医务室、保健院等等一系列的医疗保健组织,在农村,社区的医疗服务则较为简陋,主要包括诊所和较为稀少的养老院。因此,在社区具体的医疗服务上,二者往往也呈现出不同的型态。城市中,社区主要采取对居民进行定期体检、进行一定的医学知识的宣讲,定期提供免费的医疗保健服务等方式来保证居民的健康,预防疾病的发生;而在农村,则更多地是采用对医学知识口号式的宣传和对疾病区域的警戒来提供一定的医疗服务,如标示"血吸虫水域,危险!"等等,从而来预防相关疾病的发生。虽然,二者在医疗保健服务提供的方式、广度和深度上还存在较大的差异,但是,一定程度的社区医疗保健服务,都在客观上对保证居民健康、预防疾病发生起到了积极作用,对减少患者的绝对数量,预防医患纠纷具有积极意义。

(二)社区福利保障功能对医院职责的部分承担。除了基本的体检、保健服务外,由于社区一般都在一定范围内有自己的卫生服务中心或卫生院,所以在很大程度上,社区能够消化居民普通的疾病。而且,由于社区是居民生活的最主要生活场所,便利了居民经常性的、长期的医疗需要,因此,社区在实际上对医院的职责进行了部分承担。这一方面避免了医院的过重负荷,使得医院能够更专业、更高效地治疗其他疾病,更好地服务于患者;另一方面,也是减少医、患双方直接正面接触的有效方式,能够有效地减少医患双方之间矛盾的产生。因此,社区的福利保障功能在客观上对预防与减少医患纠纷,和谐医患关系具有正面作用。

(三)社区福利保障功能对医疗事故的后续保障。生活在同一个社区中的居民,由于每天共同的生活接触,相互之间的接触、交流增多,感情也逐步加深,最后使整个社区形成一个团结的有机共同体。因此,在实际生活中,当一个居民遇有实际的生活困难时,往往能出现社区居民之间相互帮助,共度难关的感人场景。社区居民之间的相互帮助也往往成为社区生活的组成部分,构成社区福利保障功能中的重要环节。由于现代社会的医疗成本急剧增加,在具体的医疗事故中,患者一方往往会对经济利益特别敏感,前文也已经提到,医患纠纷之间的关键往往就是医患双方之间的经济利益分配问题,因此,舒缓患者一方的经济压力,尤其是在医疗事故发生后,通过社区的福利保障功能,对患者一方予以一定的捐款、慰问和经济帮助往往能切实地平衡患者一方的心理,预防医患纠纷的发生。另外,对失去一定劳动能力的患者予以社区安置,往往在完善社区功能的同时又能为患者找到一份工作,使患者的个人生活有着落,能够减少医患纠纷,增进社会稳定。

三、创新社区日常管理,构建和谐医患关系

(一)发挥社区的中介性,沟通医患双方关系。社区的中介性是指社区作为介于政府和组织成员之间的自治组织,一头连着政府、一头连着居民,因此,能够及时有效地沟通政府和社区成员之间的信息,为和谐医患关系的构建提供必要条件。具体来说,由于社区组织的特殊性质,其经常与政府打交道,协助政府完成相应的社会管理职能,因而与政府形成了良好的信息沟通机制。所以,当社区居民具有医疗需求、对相关医院有意见时,或者在医患纠纷发生后,患者一方的真实情况得不到认可时,社区组织便可以与医院、政府进行沟通,从而促使医院改善服务或者形成较好的纠纷解决方案。同时,如若医生本身做法合理,是基于医学知识的专业性而做出的行为却不能被非专业人士理解,那么,此时,由社区自治组织来与社区成员沟通就会好很多,这一方面可以降低医患双发之间直接冲突的概率,另一方面社区组织成员对患者的解说与劝导也能够减少患者的对抗情绪,让信息被更好地被接受。通过发挥社区在医院、患者之间的中介功能,能够使具体的医疗信息得到更有效的交流和沟通,这对解决医患纠纷,和谐医患关系具有重要意义。

（二）发挥社区的组织性，承担医疗卫生职责。社区的组织性是指社区设有较稳定的组织机构和固定的工作人员，能够正常处理社会自治组织的日常事务。更为重要的是，在实际生活中，社区往往根据自己的需要和功能来设定相应的组织机构，以满足社区成员的现实生活。具体来说，就医疗卫生服务和医患关系而言，主要是在社区建立定点医生和实行"双向转诊"制度，提高医疗服务质量的同时降低医患纠纷发生得风险。具体措施如下：一是实行社区定点医生制度，即每个参保人在本社区都要选定一位通科医生作为自己的定点医生，由他负责提供"社区医疗服务包"规定的内容。二是由社区定点医生把握转诊流向。只有在发生社区医疗服务技术不能处理的情况时，才能在社区医生的指导下转入上一级负责提供专科或住院服务的医疗机构，并在专科或住院接受治疗终结后及时转回社区。三是为保证社区定点医生合理使用转诊权，实行按社区医疗费用总控措施和对社区定点医生的激励机制，防止定点医生随意转诊或者为追求经济利益而不及时转诊。这样，通过社区定点医生的专业服务和转诊把关，方便了社区居民的生活的同时又提高了医疗的质量，减轻了医院的实际负担，对于预防医患纠纷的发生意义重大。专业的医生定点设在社区，对社区在慢性病的管理与控制，也具有积极意义。

（三）发挥社区的公益性、非盈利性，积极调解医患纠纷。社区的公益性是指社区组织对组织成员承担一定的公共管理和公共服务职能，并且通过组织活动，维护成员的共同利益、促进成员发挥相应的社会职能。社区的非盈利性是指社区组织本身并不以营利为目的，不进行分红或利润分配，收费数额应当限定在组织活动所必要的最低限度内，如有盈余必须用于事业发展，不能在组织管理人员以及成员之间分配。这就表明，一方面，社区有义务积极关心组织成员的社会生活，帮助社区居民排忧解难，为所有成员提供公共服务。而另一方面，社区组织本身没有利益追求，不受利益驱动，因而能够在调处医患纠纷中处于一个恰当位置，协助医患纠纷的公平解决。公益性促使社区具有调节医患纠纷的事业冲动，非盈利性则保证了社区在调解中居中裁判的法官性角色，因此，由社区来对医患纠纷进行调解，能够平衡医、患双方的利益关系，同时也能保证调解的履行，是解决医患纠纷的有效方式。

第三节　充分发挥媒体的监督和引导作用

规范媒体、舆论的报道行为，为医患纠纷的解决创造良好的舆论环境，引导医患关系的良性发展是构建和谐医患关系的重要内容。建议：

一、发挥媒体的正面引导作用，积极引导医患双方依法维权。

二、发挥媒体的监督作用，促进医院和医务人员改善服务。

后 记

　　本书以科学发展理论为指导,构建和谐医患关系为主线,对目前影响医患关系的实际问题进行剖析,提出了解决医患问题、构建和谐医患关系的建设性见解,对广大医务工作者和社会各界在实际工作和现实生活具有较好的指导和借鉴意义。但由于我们理论水平和实际经验不足,难免有不当之处,敬请谅解。

　　本书的编写出版得到了湖南省卫生厅的指导和支持,党组书记肖策群同志亲自作序,厅政策法规处王湘生同志、厅办公室副主任陈鸿君同志进行核稿。以执行主编冷舜安教授为主的专业学者黄丽喜、张安、杨洁、管凯燕、刘倍贝等付出了辛勤劳动,在此一并表示诚挚的感谢!

主　编　陈小春

副主编　郭子华　李世奇

参考文献

1. 新浪新闻. 兄弟为病母筹钱劫持女人质与警方对峙 http://news.sina.com.cn/s/2009-04-22/012517658158.shtml, 2009-04-22

2. 东方医药网. 我国医疗保障需要更多支撑 http://www.yaozs.com/info/message/20100709031620.html, 2010-07-09

3. 毛燕燕，陈文，蒋虹丽，等. 医药费用控制相关政策分析(二)——基本医疗保险政策[J] 中国卫生资源, 2007, (3):46

4. 中华人民共和国卫生部.2011 年我国卫生事业发展统计公报 http://www.moh.gov.cn/zwgkzt/pnb/201204/54532.shtml, 2012-04-20

5. 求医网.2012 年新农合覆盖率人数近 9 亿 http://news.qiuyi.cn/html/2013/jjyg_0108/4811.html, 2013-01-08

6. 孟艳玲. 我国医疗保障制度公平性研究. 河北大学社 2009 年硕士学位论文, 2009.

7. 中华人民共和国卫生部. 2011 年中国卫生统计年鉴. 北京：中国协和医科大学出版社, 2011

8. 新民晚报 (上海). 深圳人民医院现乱收费黑幕住院 119 天收费 120 万. http://news.163.com/05/1212/19/24Q140N70001124T.html, 2005-12-12

9. 新浪 – 新闻中心.深圳缝肛门事件续：助产士三获无罪结论.http://news.sina.com.cn/s/2011-11-14/171323464190.shtml, 2011-11-14

10. 冯蔓玲. 以人为本 崇尚新风 不断加强医德医风建设. 中华现代临床医学杂志, 2005, (8):768

11. 南方周末. 上海新华医院医患冲突调查：各部门表述大相径庭.http://news.sina.com.cn/c/sd/2011-02-18/103421975731.shtml, 2011-02-18

12. 宁伯晓.对我国当前医患关系的思考. 华中师范大学 2008 年硕士学位论文, 2008

13. 崔荣昌. 医患关系中的医患沟通研究. 山东大学 2008 年硕士学位论文, 2008:39

14. 邹旋. 医疗改革过程中非营利性医院医患关系研究. 复旦大学 2008 年硕士学位论文,2008.

15.范舒雅. 构建和谐医患关系的对策研究. 吉林大学 2004 年硕士学位论文,2004:19

16. 宋发彬. 基于医患关系的医务人员法律地位研究.华中科技大学 2011 年博士学位论文,2011.

17. 中共中央文献编辑委员会编辑.邓小平文选(第二卷).北京:人民出版社,1994:333

18. 张录法.我国医疗机构良性运作的制度构建.北京:知识产权出版社,2008:108

19. 2012 年 8 月卫生部介绍中国卫生事业改革发展情况(国新办发布会实录)www.moh.gov.cn

20.谭湘渝.医疗责任保险研究.上海:上海财经出版社,2008.

21. 张雁深译.孟德斯鸠.论法的精神(上册).北京:商务印书馆 1963:154

22.孙丽娟,胡爱菊.浅析"案例指导制度"——从《人民法院第二个五年改革纲要》谈. 法制与社会,2006

23. 朱士俊. 我国医院质量管理发展现状及展望. 医院院长论坛,2008

24.朱少铭. 医院质量管理的现状、问题与对策.中国卫生质量管理,2004

25. Stoeckle J D, Sittler R, Davidson G E. Social work in a medical clinic: the nature andcourse of referrals to the social worker. Am J Public Health NationsHealth,1966,56(9):1570-1579.

26.郑雯.医院文化.济南:山东出版社,1993

27.崔荣昌.医患关系中的医患沟通研究.山东大学 2008 年硕士学位论文,2008:22-23

28. 姜柏生,田侃. 医事法学.南京:东南大学出版社,2006:216-217

29. 倪智勇.构建和谐医患关系研究.重庆:西南大学,2009:15-17

30. 王静.论医患法律关系.成都大学学报(社科版),2005

31. 戴泽军.证据规则.北京:中国人民公安大学出版社,2007

32. 中华人民共和国卫生部、公安部.关于维护医疗机构秩序的公告.2012

33. 唐代兴.公正伦理与制度建设.北京:人民出版社, 2003

34. 郭玲玲. 患者权利义务浅析. 医学院学报,2006

35. 林蜜. 医患关系失谐及缓解对策研究, 湖南大学 2009 年硕士学位论文, 2009:22

36. 林玉芳.和谐医患关系的构建,山东大学 2009 年硕士学位论文,2009:33

37. 范舒雅.构建和谐医患关系的对策研究.吉林大学 2004 年硕士学位论文, 2004:19

38. 黎晶.医疗纠纷第三方调解机制.现代医药卫生,2010,(21):45

39. 古津贤,李博.医疗纠纷第三方解决机制研究.法学杂志.2011,(10):379

40. 江伟,杨荣新.人民调解学概论. 北京:法律出版社,1994:1

41. 林文学.医疗纠纷解决机制研究. 北京:法律出版社,2008:69

42. 高尚,罗潇,孙建.人民调解介入医疗纠纷处理的背景、现状与发展. 中国司法, 2012,(5):39

43. 刘杰. 社会自治组织的概念探析. .太平洋学报,2006,(8):59